La poïétique du vivant au travail

D'un essor de créativité partagée à l'épreuve

Questions contemporaines

Collection dirigée par Jean-Paul Chagnollaud, Bruno Péquignot et Denis Rolland

Chômage, exclusion, globalisation… Jamais les « questions contemporaines » n'ont été aussi nombreuses et aussi complexes à appréhender. Le pari de la collection « Questions contemporaines » est d'offrir un espace de réflexion et de débat à tous ceux, chercheurs, militants ou praticiens, qui osent penser autrement, exprimer des idées neuves et ouvrir de nouvelles pistes à la réflexion collective.

Dernières parutions

Rodolphe SOLBIAC (dir.), *Pensée, pratiques et poétiques postcoloniales contemporaines, Monde atlantique et océan Indien*, 2018.
Jean-Paul GUICHARD, *L'émergence de l'Empire russe. L'Europe byzantine jusqu'à Catherine II*, 2018.
Evelyne SAINT-MARTIN, *L'entreprise du genre humain. Repenser le travail* pour tous *et la solidarité*, 2018.
Claude DURAND, *Le vote blanc toujours censuré. Quatre millions d'électeurs ignorés,* 2018.
Pierre MUCKENSTURM, *Le civil et le religieux. Distincts et inséparables*, 2018.
André PRONE, *Les chemins de l'écomunisme... pour que revive l'idéal communiste et finisse le fascisant Capital-cognitif*, 2018.
Thierry LASPALLES, *Nietzsche. Le chameau, le lion et l'enfant,* 2018.
Jean BRILMAN, *L'Intellectuel, le Politique et le Marchand,* 2018.
Hervé DE TRUCHIS, *Résolution des conflits. Aïkido et médiation*, 2018.
Stéphane EHRLICH, *La République barbare, essai de psycho-politique*, 2018.

Carole MAIRE

La poïétique du vivant au travail

D'un essor de créativité partagée à l'épreuve

L'Harmattan

5-7, rue de l'Ecole-Polytechnique, 75005 Paris

http://www.editions-harmattan.fr

ISBN : 978-2-343-14528-0
EAN : 9782343145280

« Aucune disposition de la présente Déclaration ne peut être interprétée comme impliquant, par un État, un groupement ou un individu, un droit quelconque de se livrer à une activité ou d'accomplir un acte visant à la destruction des droits et libertés qui y sont énoncés. »

Art 30 — Déclaration universelle des droits de l'homme 10/12/1948 (ONU)

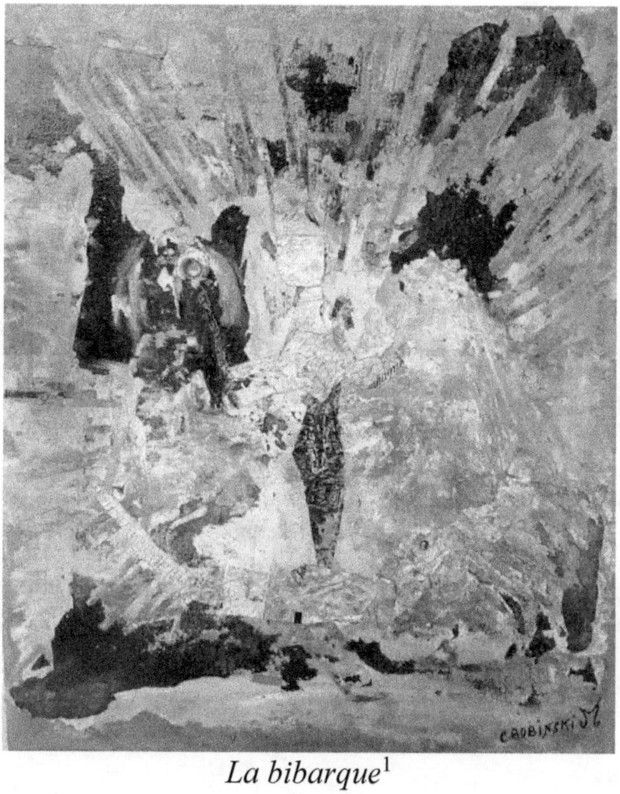

La bibarque[1]

[1] Carole MAIRE, toile huile, élastomère, 50 cm X 60 cm.

PRÉFACE

« L'inconscient auquel j'ai à faire est une réalité vivante. Vivante, car articulée au corps réel et imaginaire, à ses pulsions, à ses fonctions, aux représentations d'abord sensori-motrices et secondairement verbales que s'en font certaines parties de l'appareil psychique. » [2] *Didier Anzieu*

Madame Carole MAIRE, psychanalyste, préventeur risques psychosociaux[3]*, m'a confié l'honneur de préfacer son ouvrage traitant d'un domaine sensible et d'actualité, je suis très sensible à cette confiance témoignée.*
Son recueil aborde la problématique des situations conflictuelles vécues par le salarié à l'occasion de son activité professionnelle dans le milieu hospitalier.
Pour comprendre le vécu du salarié dans ces situations litigieuses, l'auteur rappelle certains concepts de la psychologie analytique pour aborder les manifestations conscientes et inconscientes de la personnalité de l'individu confronté au milieu du travail.
Au travers de ce témoignage tiré de son expérience personnelle, Carole MAIRE donne aux acteurs de terrain les clés permettant de régler et prévenir les conflits liés au travail.
Une recherche approfondie, minutieuse et pertinente a permis de rassembler la réglementation et les outils (CHSCT, Préventeur, FEI[4]*, etc.) en vigueur permettant de faire face à l'ensemble des situations conflictuelles ou potentiellement conflictuelles pouvant se présenter. L'auteur refuse d'aborder de manière négative les risques psychosociaux en privilégiant la recherche des ressources*

---

[2] (ANZIEU, *le corps de l'œuvre*, 1981.)
[3] Ministère du Travail, de la Formation professionnelle, et du Dialogue social — Enregistrement PACA n° 2016-07-06 — 029.
[4] Fiche d'Évènement Indésirable.

psychosociales. Elle prône la qualité de vie au travail en favorisant un bien-être existentiel axé non sur les risques, mais sur les ressources émancipatrices appliquées à la sphère du travail.
Ses propos sont finement illustrés par l'évocation de cas réels, au travers desquels le lecteur pourra se faire une idée objective du rôle du politique et de l'Agence Régionale de Santé dont le positionnement est parfois difficile à comprendre.
En cette période d'importants changements de notre société, la moralisation de notre classe politique doit s'étendre à l'ensemble des responsables institutionnels en charge du monde de la santé.
Cet excellent ouvrage s'adresse aux salariés, aux représentants du personnel, aux directeurs d'établissements publics de santé, aux présidents et membres de conseils de surveillance, aux responsables politiques, aux agents œuvrant au sein des Agences Régionales de Santé y compris les délégations territoriales.
Il s'adresse à tous ceux et celles qui sont confrontés de près ou de loin à la problématique des conflits en milieu professionnel. Cet ouvrage donne une ouverture sur l'Humain et le rapport interhumain dans le monde du travail, et ce quelle que soit la position sociale de l'individu dans la hiérarchie au sein de l'Entreprise. Cette ouverture sur le changement de la vision des rapports du salarié au travail doit se concrétiser maintenant.
Nous remercions très sincèrement madame Carole MAIRE pour cette « Poïétique du vivant au travail » dans laquelle le sujet passif est en marche pour devenir acteur de sa destinée.

Docteur Alain PINOTEAU[5]

---

[5] *Praticien Hospitalier, ancien Expert Visiteur de la Haute Autorité de Santé, Vice-Président Association de Criminologie et Prévention sociale, PACA-Corse, Juriste.*

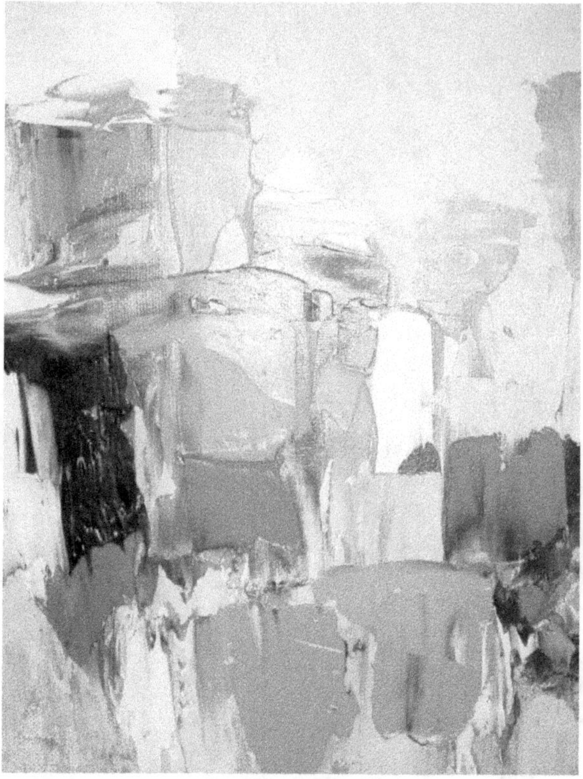

Le Tiers-Cité[6]

« Ce monde doit cesser d'être celui des policiers, des soldats et de l'argent pour devenir celui de l'homme et de la femme, du travail fécond et du loisir réfléchi. »

Citation d'Albert CAMUS

[6] Carole Maire, toile huile, 18 cm X 22 cm.

AVANT-PROPOS

Après l'obtention de mon diplôme universitaire *« Prévention et Responsabilité : les risques psychosociaux du Travail »*[7], j'ai eu cette envie de puiser dans mes ressources. Cette idée construite sur mon expérience en rapport aux ressources psychosociales m'a donné le désir de faire transmission avec toute la singularité et le style qui m'appartient.

Alors pourquoi cette pensée ?

Cette pensée a surgi de « *l'activité empêchée* » que nous vivions avec mes collègues, au sein de l'institution hospitalière et qui relevait de la souffrance au travail. Ensuite, c'est un engagement de la fonction d'analyste, une position avertie, celle de faire limite à l'interprétation à l'infini et à la fuite de sens. Il est primordial de traduire, un moment ou un autre, les expériences que nous vivons afin d'en faire un point d'arrêt, telle une coupure qui participe à l'écriture.

En effet, l'agence régionale de santé (ARS) opérait ce qu'on appelle communément un dictat, celui de supprimer à court terme l'établissement public de santé. J'y travaillais depuis trente ans et je n'étais pas la plus ancienne. Cette décision unilatérale allait nous emmener vers le ressenti *de ne plus pouvoir se reconnaître dans ce que nous faisons*. De plus, nous avions déjà en conscience que nous n'aurions que peu de marge de manœuvre pour pouvoir agir, puisque nous touchions du doigt les questions stratégiques ministérielles sur la santé et leurs influences sur les mutations radicales de l'ARS.

Cette annonce incompréhensible nous avait fait bondir et nous avions ressenti une grande colère mêlée d'écœurement.

---

[7] Université PANTHÉON ASSAS II.

Est-ce que les ressources psychosociales orientées vers le sens du travail collectivement partagé nous permettraient de nous dégager de la nouvelle directive ministérielle ?
Mes fonctions en tant qu'administrateur au Conseil de Surveillance dans le collège des représentants du personnel et de préventeur des risques psychosociaux (RPS) m'imposait une double responsabilité face à ce malaise commun. La première mesure que nous fîmes est la constitution d'un collectif comprenant la direction, les médecins et les représentants du personnel. Nous voulions, tout naturellement, ouvrir le débat de façon collégiale avec les tutelles dans l'espoir d'une coopération. Pour l'ensemble de l'équipe, nous avons ce choix de travailler sur les éventuelles actions à mettre en place, à la suite de leurs décisions arbitraires. Par ailleurs, beaucoup de questionnements nous interpellaient.
Par cette fermeture à venir, comment ne pas s'interroger sur l'avenir de ce *lien social* en péril, face aux difficultés et aux incertitudes que les travailleurs rencontreraient concernant leur emploi ?
Dans ce grand changement qui se dessinait par cette suppression, liée indubitablement à une épreuve de perte, Didier Anzieu parle « d'un état de saisissement »[8].
Est-ce dans cet espace entre le symbolique et le réel que l'imaginaire d'un sujet élaborerait une pensée, autour d'une nouvelle représentation à venir, grâce à ses ressources internes et des ressources externes pour en tisser un acte différent de travailler ?
Certes, devant une telle annonce, le processus de transformation de la subjectivité devait se mettre en marche. En lien avec cette décision incompréhensible, nous devions nous engager à l'appropriation de l'expérience de l'inconscient, en sachant que notre devoir était d'assumer

[8] (ANZIEU, *Le corps de l'œuvre*, 1981.)

nos responsabilités, celle de la continuité du service public au travers d'une prise en charge de qualité auprès des patients.
Un long chemin s'ouvrait à nous.
Il y a quelques années, lors de mon analyse, j'avais déjà expérimenté ce processus, celui qui nous dirige vers un travail d'interprétation : « Tel l'acte d'un désir inconscient, celui de plonger au plus profond de soi, de trouver la source, de se laisser porter par elle, pour remonter à la surface, jusqu'à la lumière de l'interprétation ».[9]
En tant qu'intervenante prévention des risques professionnels (IPRP), il me semblait qu'il nous faudrait parcourir cette mutation, comme une répétition bénéfique pour transformer nos contraintes en ressources et par guidance accompagner celles des autres en une nouvelle situation plus qu'acceptable. Mais chaque « un » aurait-il les ressources personnelles et nécessaires pour s'orienter vers un nouvel emploi ? Ne devra-t-il pas à court terme, s'appuyer sur les ressources du groupe pour tendre vers un nouveau plaisir au travail ?
Cette épreuve, nous emmènerait-elle vers des saisines jusqu'au tribunal administratif pour en changer la visée ?
Certaines questions ne pouvaient rester en suspens…

---

[9] (C. MAIRE, *Causelle, ma plus belle histoire d'amour c'est vous*, 2012.)

INTRODUCTION

« La Poïésis[10]*, cette lumière inouïe est une cristallisation éclairée et silencieuse qui diffuse ses doux rayons pour tracer sinueusement un chemin de surprises où la magie de l'émotion opère dans la rencontre avec l'autre. »*[11]

Comme présentation de mon livre, je partirai de la définition de la *Poïétique*, celle qui a pour objet l'étude des potentialités inscrites dans une situation donnée et qui débouche sur une création nouvelle. Dans cette visée, dans cette traversée à plusieurs sujets au travail, j'ai choisi comme destination les ressources psychosociales, celles de *la Poïétique du vivant au travail.* Cela m'engage à élaborer avec une grande curiosité une pensée différente qui va à l'encontre de ces modèles installés et basés sur un seul versant, celui des risques psychosociaux du travail. A contrario, ce raisonnement explore ce processus princeps des préventeurs des RPS, celui de s'orienter fondamentalement sur l'expérience des ressources psychosociales des sujets.

La *Poïétique du vivant au travail* est une expression centrale à vous transmettre avec toute la singularité et le style qui m'appartient.

Ce sont les rencontres que j'ai faites avec des cliniciens, sociologues, psychosociologues, juristes, artistes et psychanalystes, et leurs apports qui feront passerelles. Je m'appuierai notamment sur les travaux du *« travail vivant »*[12] de Christophe DEJOURS[13], un versant subjectif

---

[10] Production de créations.

[11] (C. MAIRE, *Poïésis I*, 2014.)

[12] (C. DEJOURS, *Travail vivant 2, travail et émancipation,* 2013.)

[13] Dejours est psychiatre-psychanalyste et qu'il a fondé, depuis les années 70, la « psychodynamique du travail » discipline qui analyse les

du terme *travailler* et les écrits de Yves CLOT, « *Le travail à cœur* ».[14] Face au rapport de Michel Gollac et Marceline Bodier du collège d'expertise qui estime pertinent de prendre les risques psychosociaux, *« entendus comme risques pour la santé mentale, physique et sociale, engendrés par les conditions d'emploi et les facteurs organisationnels et relationnels susceptibles d'interagir avec le fonctionnement mental »,*[15] nous nous orienterons vers ce témoignage où j'inclurai divers auteurs de psychanalyse, afin de soutenir la création de nouvelles relations des sujets et en cultiver leurs ressources. En matière de collectif, gardons à l'esprit que la problématique des liens sociaux des individus est au centre des situations de travail que nous rencontrons dans les institutions.

Ma méthodologie sera basée sur le signifiant *processus* qui vient du latin *pro*, au sens de *vers l'avant* et de *cessus*, qui veut dire *aller, marcher* ainsi que le signifiant *Poïésis* qui pour les Grecs signifie par création du verbe *poiein* (faire, créer). Nous allons aller vers l'avant et avancer ensemble vers nos ressources : celles de *productions de créations au travail*. En s'appuyant sur le versant subjectif comme le signifie Christophe Dejours par l'expression du *« travail vivant »*[16]*,* le but précis à atteindre est de dégager le processus qui se met en marche au sein des situations de travail opérantes. C'est cette ouverture que je recherche, une évolution de situations, en se transformant soi-même par notre travail psychique. Les ressources psychosociales *Poïétique du vivant au travail*, *au travail* n'est pas un

---

processus psychiques mis en place par une personne face à la réalité du travail.

[14] (Y. CLOT, 2010), titulaire de la chaire de psychologie du travail du Cnam et directeur de recherche sur le travail et le développement.

[15] Le rapport du Collège d'expertise sur le suivi des risques psychosociaux au travail, rédaction assurée par Michel Gollac et Marceline Bodier.

[16] C. DEJOURS, *Travail vivant*, sexualité et travail, Payot 2013, p193.

endroit dans lequel nous évoluons, mais un lieu en rapport au subjectif, ce lieu psychique où les remaniements s'opèrent en torsion en chacun de nous, quand nous vivons les situations au travail ainsi que les évènements de nos vies.

Je témoignerai en tant qu'administrateur siégeant au collège des représentants du personnel au Conseil de Surveillance de l'hôpital et en tant qu'intervenant prévention des risques professionnels (I.P.R.P.) spécialiste des RPS au travail en y ajoutant ma formation d'analyste. J'expliquerai l'importance de nos interventions et inventions dans les institutions publiques ou privées. C'est ce qui nous engage à construire, voire interpréter, afin de mettre *la vérité en abyme* dixit Freud, par les interventions en cours et celles à venir...

Nous irons vers les démarches qui sont possibles à réaliser avec quelques autres, afin de rendre conscients ces risques psychosociaux aux yeux de tous les acteurs. En effet, bien souvent un déni s'installe malgré les différentes responsabilités que les garants doivent prendre pour traiter ces risques. *« Les conceptions gestionnaires ignorent ou opposent un déni au décalage entre le travail prescrit et le travail effectif, c'est-à-dire l'écart entre la tâche et activité. »*[17]

Nous prendrons ensuite le chemin de la persévérance, sur les actions créatrices menées pour mettre en place avec une direction responsable *« les mesures nécessaires pour assurer la sécurité et protéger la santé physique et mentale des travailleurs. »*[18]

---

[17] (C. DEJOURS, *le choix de souffrir au travail n'est pas une fatalité*, 2015), p161.

[18] En ce qui concerne la santé et la sécurité au Travail, c'est l'Article L4121-1 qui est mis en vigueur le 1er mai 2008, qui oblige l'employeur à prendre les mesures nécessaires pour assurer la sécurité et protéger la santé physique et mentale des travailleurs. Ces mesures comprennent :

Nous verrons ensuite comment élargir un travail en commun par la coopération en associant tous les professionnels responsables et désireux de s'y investir.
Alors maintenant, passons ensemble à l'invention, c'est-à-dire en s'attachant aux ressources des sujets et en gardant en mémoire qu'elles ne peuvent se construire sans symbolique[19] et sans éthique…

Ce poème que je vous présente, construit sur la dimension symbolique du pain[20], nous accompagnera tout au long de mon livre témoignage.
Il est approprié au compagnonnage, il viendra appuyer l'évolution des actions poïétiques que je soutiens chaque jour.

« Compagnons, pain en poche »[21]

M'en allant compagnon, pain en poche,
Tels les affects d'une sensible roche,
À copains, sans que plume au chapeau,
Creuse ta fontaine avec un peu d'eau.

1° des actions de prévention des risques professionnels ;
2° des actions d'information et de formation ;
3° la mise en place d'une organisation et de moyens adaptés.
L'employeur veille à l'adaptation de ces mesures pour tenir compte du changement des circonstances et tendre à l'amélioration des situations existantes.

[19] Ensemble systématique de symboles relatif à un domaine.

[20] Le pain est devenu au fil du temps une dimension symbolique et spirituel par le sacré, la justice, la stabilité, mais aussi de travail, de sécurité et de prospérité…

[21] *Compagnons, pain en poche*, poésie, Carole Maire.

M'en allant compagnon, pain en poche,
Telles les notes sans pains, sans cloches
À copains, avec qui l'on partage son pain,
Incorpore ta farine doucement avec tes mains.

M'en allant compagnon, pain en poche,
Tels les liens de la coalition proche,
À copains, dégustant pain, pâtes au logis,
Pétrie ardemment, la pousse du pain grandit.

M'en allant compagnon, pain en poche,
Tels les doux sourires qui accrochent,
À copains, refusant de manger le pain du roi
Voici la clé de boulangerie devant l'interroi.

M'en allant compagnon, pain en poche,
Tels les suaves mots qui ricochent,
À copains, prisant cette miche alléchante,
Laisse reposer à la température ambiante.

M'en allant compagnon, pain en poche,
Tels les vallons traversés sans valoches
À copains, confrères du « baragwin » de l'élocution,
Romps enfin la pâte pour stopper la fermentation.

M'en allant compagnon, pain en poche,
Telles les marches ensemble façon gavroche,
À copains, naissant mieux au pain qu'en farine,
Crée ce singulier visage flûté qui t'illumine.

M'en allant compagnon, pain en poche,
Telles les étoiles qui brillent dans cette approche,
À copains, appelants à l'invention des soutiens
Signe, incise et enfourne ton pain devenu tien.

M'en allant compagnon, pain en poche,
Telles les couleurs des eaux vives d'une bamboche
À copains, présentant leurs toiles achevées du matin
Et si tu dégustes, c'est d'avoir mangé plus d'un pain.

> *« La poésie est désuète pour ceux qui sont gavés, mais quand le réel est insupportable, elle prend la valeur d'une arme de survie. »*
>
> Boris CYRULNIK[22]

[22] *Un merveilleux malheur* (1999) de Boris Cyrulnik.

INVENTION DU PRÉVENTEUR RPS

« Je pense que la création ce n'est pas entretenir le doute, mais c'est de travailler avec le doute. »

Citation de Franco DRAGONE[23]

[23] Franco Dragone naît à Cairano, village de Campanie (Italie), en décembre 1952. Metteur en scène et entrepreneur belge de parents d'origine italienne, il se fait connaître en signant de nombreux spectacles pour le Cirque du Soleil.

L'Éthique questionnée par le désir

« M'en allant compagnon, pain en poche,
telles les couleurs des eaux vives d'une bamboche
À copains, présentant leurs toiles achevées du matin
Et si tu dégustes, c'est d'avoir mangé plus d'un pain. »[24]

« Le bien-être ne résiderait donc pas forcément dans une parfaite adaptation à la réalité du moment, mais dans la capacité à œuvrer à l'amélioration de la vie de la communauté tout en ayant le sentiment de se réaliser. » [25]

Il y a un grand nombre d'années, j'intégrais avec fierté la fonction publique hospitalière, dans un établissement public de santé au sud de la France. J'avais volontairement aménagé mon temps de travail à temps partiel. Sportive de haut niveau, je m'entraînais quatre heures par jour, tous les jours de la semaine. Le travail avait une semi-importance pour moi à l'époque puisque l'essentiel était de « pratiquer » mon sport favori avec mes coéquipières et de pouvoir avec plaisir « vivre ensemble ». En quelque sorte, le but de partager des épreuves, en lien avec un esprit d'équipe, devant les imprévus que nous traversions. Aujourd'hui, je me dis ce que le terme « pratiquer » veut dire : un verbe d'action « travailler » un moyen de mettre en œuvre.

« Pour les vertus (...), leur position suppose un exercice antérieur, comme c'est aussi le cas pour les autres arts. En effet, les choses qu'il faut avoir apprises pour les faire, c'est en les faisant que nous les apprenons (...) les actions justes

---

[24] *Compagnons pain en poche*, poésie, Carole MAIRE.
[25] Canguilhem, 1966 ; Clot, 1999.

que nous devenons justes, des actions modérées que nous devenons modérés et les actions courageuses que nous devenons courageux. »[26]

Lors des compétitions avec d'autres sujets, j'ai appris que les critères d'évaluation normalisés qu'on me faisait passer régulièrement étaient rarement réalistes et convaincants dans les objectifs que les entraîneurs avaient prévus pour toute l'équipe. Ces évaluations ou prises de décisions par les autres me donnaient parfois un sentiment d'être plus tôt considérée comme un objet que comme un sujet.
Aujourd'hui, je rejoins rapidement la pensée de la psychodynamique du travail, et de la notion que le travail prescrit n'a rien à voir avec le travail réel… même si à l'époque, j'étais semi-professionnelle et que je ne considérais pas que je « travaillais » « je pratiquais » seulement…
Lors de ma construction identitaire, certaines valeurs parentales ont été préservées. Les autres, il m'a fallu les apprendre le long de mon parcours tant au point de vue des bonnes « rencontres », des mauvaises aussi et au fur et à mesure des expériences du « travailler » que je vivais au présent, dans le partage ou non avec d'autres.
Enfin, d'autres valeurs seront encore interrogées selon les choix que j'emprunterai lors de mes expériences à venir.
La psychanalyse m'a beaucoup apporté.
J'ai eu la chance de faire une belle rencontre qui m'a permis malgré beaucoup de souffrances insoupçonnées lors de cette traversée de donner un vrai sens à ma vie.
J'ai observé, écouté et entendu que tout le monde n'avait pas conscience de son choix ou de cet engagement qui permettent de lâcher des bénéfices secondaires comme mécanismes de défense pour en construire d'autres, plus adéquates, avec notre propre sujet.

---

[26] (C. DEJOURS, *Travail vivant 2, travail et émancipation,* 2013.)

J'aime d'ailleurs beaucoup la citation de Jacques Lacan qui représente ce sujet en devenir toujours en mouvance : *« Ce qui se réalise dans mon histoire, n'est pas le passé défini de ce qui fut puisqu'il n'est plus, ni même le parfait de ce qui a été dans ce que je suis, mais le futur antérieur de ce qu'aurait été pour ce que je suis en train de devenir. »* [27]

Ma carrière sportive nationale et internationale achevée, je continuais à construire ma vie professionnelle, affective et amicale, avec des valeurs partagées qui faisaient lien social tant dans la communauté publique que dans la communauté privée et associative.
De plus, travailler aussi dans un établissement public de santé ou un EHPAD[28] est un engagement, celui d'avoir une approche autour de la prise en charge de qualité des soins des patients ou des personnes âgées, même s'il n'est pas forcément en lien direct avec les patients ou des résidents. Ces rapports sociaux sont de vrais partages de valeurs bienveillantes, en lien avec l'accueil, l'écoute et la prise en compte du désir des sujets. Cette relation à l'autre permet de s'interroger sur l'état des prises en charge, sur les projets communs à venir, les mettre en place, tout en ayant un regard critique dans des possibilités d'actions « *transformatives* ».

J'apprends chaque jour qu'aller à l'essentiel, c'est y aller avec plus de discernement possible en étant acteur de la situation et de ses propres choix. Certes, pour que cela fonctionne, il ne faut pas oublier de respecter l'institution

---

[27] (J. LACAN, *Écrits*, 1966.)

28 Un EHPAD est un établissement d'hébergement pour personnes âgées dépendantes. (Également connu sous la dénomination Maison de retraite) dédié à l'accueil des personnes âgées de plus de 60 ans en situation de perte d'autonomie physique ou psychique et qui ne peuvent plus être maintenues à domicile.

avec ses règles communes ou réglementaires, et d'entrer dans la coopération si un collectif institutionnel existe.
Et s'il n'existait pas, ne faudrait-il pas l'inventer ?

Le but de chercher les voies du travail de la subjectivité combinées au travail effectif afin de construire une délibération consensuelle honore la vie. Le travail bien fait et la qualité appuyée par la confiance au sein de la coopération libèrent la puissance du vivant même si elle est foncièrement discontinue par rapport à la technique. La confiance repose sur l'éthique et non sur des activités qui seraient techniques ou psychologiques. La confiance et la loyauté y sont indissociables.
Parfois, je regarde le monde avec mon âme d'enfant étonnée et je suis toujours surprise de ce que la vie nous apporte. C'est toujours dans cet après-coup, une temporalité nécessaire, et cette contingence qui s'offre à nous dans les expériences que nous devons traverser, selon les choix conscients ou inconscients que nous faisons ou en relation à certains choix des autres.
Adopter une posture de respect vis-à-vis d'autrui est une éthique et le risque de l'action exige une grande clarté envers ces situations, surtout lorsqu'elles sont urgentes et en lien avec nos bonnes intentions…

Pour saisir les ressources psychosociales, il faut s'attacher à comprendre ce qui se passe dans le champ de la santé au travail. Un champ où il ne faut pas avoir peur de s'y mêler, de discuter sur des points de vue différents, de débattre sur ce que nous voyons et de dire comment on pourrait s'y prendre en s'exposant parfois à la critique. C'est en passant par la délibération collective faite de remises en cause, déliaisons, de divergences et d'une déstabilisation de l'existant. C'est donc la controverse qui en est le ressort, au sens propre et au sens figuré.

Controverse politique

« M'en allant compagnon, pain en poche,
telles les marches ensemble façon gavroche,
À copains, naissant mieux au pain qu'en farine,
Crée ce singulier visage flûté qui t'illumine. »[29]

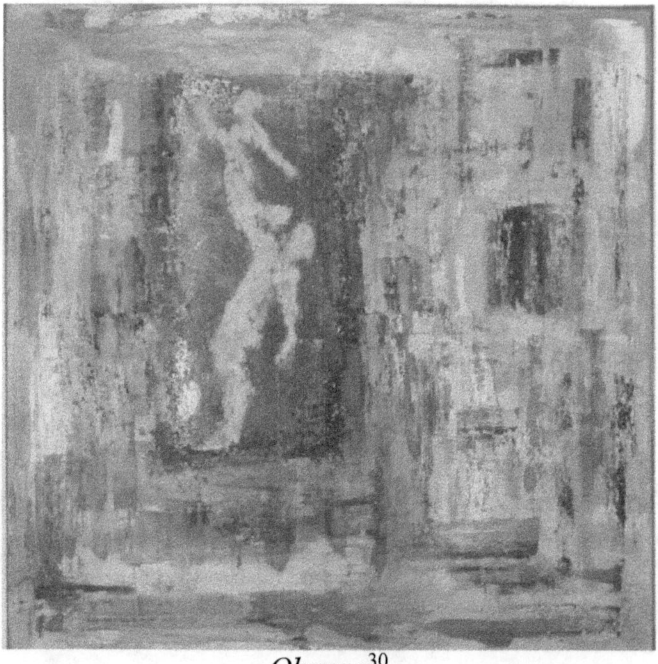

Olympe[30]

[29] *Compagnons pain en poche*, poésie, Carole MAIRE.
[30] Carole Maire, toile huile, 100 cm X 100 cm, inspiration de Olympe de Gouges, auteur de la *Déclaration des droits de la femme et de la citoyenne.*

Yves CLOT, présente la prévention comme un ensemble de dispositions prises pour prévenir d'un danger, un risque, un mal. Aujourd'hui, un grand nombre d'employeurs et leurs organisations font appel à certains intervenants qui pratiquent des modèles de prévention des risques psychosociaux qui sont devenus au fil du temps *anti-transformatif.*
Yves CLOT en témoigne dans sa vidéo *pour en finir avec les risques psychosociaux : le travail à cœur* :

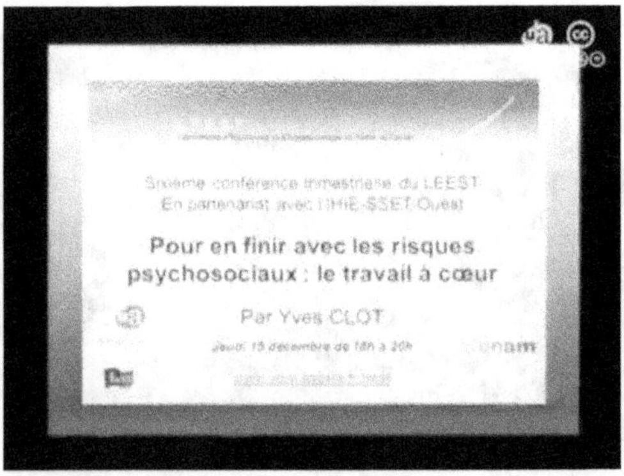

En effet, ces modèles s'attachent avec une véracité ordonnée d'indices et à la prescription de plans d'action basés sur des signalements contre ces risques psychosociaux. Le but informel et déviant de l'employeur est celui d'arrivée à une protection optimum face aux risques juridiques et judiciaires. Ce qu'Yves CLOT et Michel GOLLAC appellent *la prévention hygiéniste de la santé mentale.*[31]

[31] À propos de la critique de « *l'hygiénisme* » de la prévention des RPS, CLOT et GOLLAC, 2014.

Selon eux, le traitement des risques psychosociaux semble s'inverser, s'incurver. Ils engendrent des proliférations de ces mêmes risques psychosociaux. La possibilité de modifier ces modèles intégrés dans les institutions est sclérosée. Aucune possibilité n'existe afin de diversifier les critères pour des transformations ou par la création de situations nouvelles au travail.
Dans son livre, Yves CLOT nous explique qu'il préfère s'orienter plus tôt vers les ressources des sujets, afin d'inverser la tendance, celle d'ajouter des risques à la gestion des risques. Il va jusqu'à changer la dénomination des risques psychosociaux (RPS) en ressources psychosociales (RPS) dans un vouloir supprimer une bonne fois pour toutes, tous ces risques psychosociaux.
Force est de constater que se concentrer seulement sur les risques psychosociaux en passant notre temps à les identifier, les évaluer, les augmenter, nous déployons notre énergie à agrémenter les signes négatifs en construisant des schémas inconscients qui abrogent involontairement les ressources psychosociales présentes autour de nous.

Ce témoignage remet en question la politique de prévention des institutions qui nous gouvernent, et cela, même si nous sommes tributaires de directives et d'obligations d'un certain régime social et politique actuel sur la Santé. Pourtant ; si certaines directives étaient suivies avec déontologie et non basées sur des mécanismes de défense, elles pourraient être aussi un apport à la recherche de ressources psychosociales pour régler les difficultés rencontrées. C'est ce que nous verrons dans les exemples d'actions choisis dans l'institution en lien avec une direction responsable. En accordant une place prépondérante aux ressources psychosociales, largement laissées pour compte jusqu'à présent que nous pouvons

inclure la possibilité des sujets du désir et de leur invention…
Voici le moyen où l'exigence de travail imposée à la subjectivité sur elle-même donne la primeur d'ouvrir la perlaboration de l'expérience de travailler. Une continuation qui advient seulement entre le savoir-faire individuel, vivant et subjectif et le savoir-faire collectif dans la culture, et ce jusqu'à la conquête des identités professionnelles et leur reconnaissance.

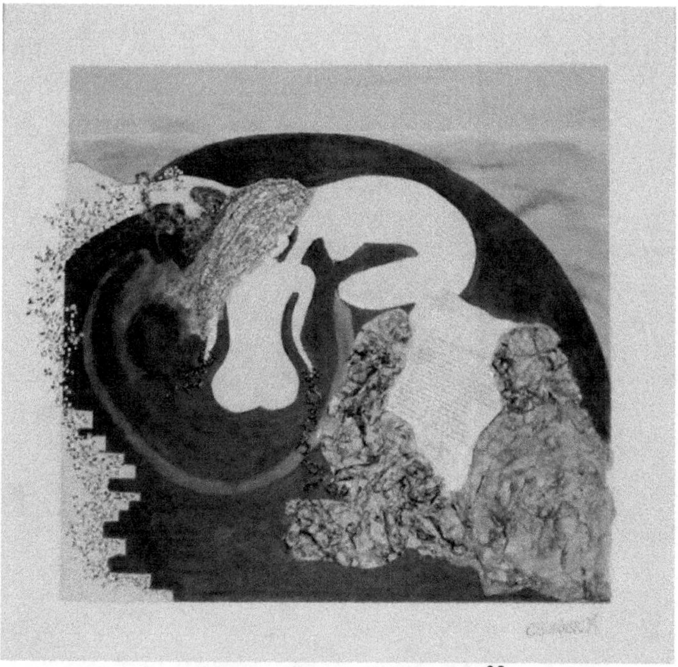

« Hom-mage » à Picasso[32]

« L'homme parle seulement pour autant
Qu'il répond au langage
En écoutant ce qu'il lui dit. »[33]

Docteur Juan-David NASIO

[32] Carole Maire, toile 100 cm X 100 cm huile, acrylique, papier plâtre.
[33] (Dr J-D NASIO, 1998.)

La conquête de l'identité professionnelle

« M'en allant compagnon, pain en poche,
telles les étoiles qui brillent dans cette approche,
À copains, appelants à l'invention des soutiens
Signe, incise et enfourne ton pain devenu tien. »[34]

« Sans doute les instructions de 1937 se défendaient-elles de forger des sceptiques et des dilettantes. » Elles prescrivaient fermement aux maîtres : *« de veiller à ce que les élèves ne perdent jamais de vue que dans toute discussion il faut conclure, qu'après avoir pesé le pour et le contre il faut se décider à choisir, s'engager, accepter le risque. »* Elles leur recommandaient de former : *« des esprits ayant le sens du divers et du relatif, ouverts à toutes les idées, tolérants, mais ne séparant pas l'exercice de la pensée de la nécessité d'agir. »*[35]

La conquête de l'identité professionnelle est un long parcours, tout au long de la vie de l'activité professionnelle, elle évolue, elle peut être remise en question selon son but. Des questionnements peuvent améliorer l'acte de travailler en collaborant avec d'autres et en référence à l'Autre. (on se construit toujours dans le regard de l'Autre.) La psychopathologie du travail s'appuie sur le fait que travailler n'est pas seulement produire, c'est un processus de transformation de l'identité. Elle met en exergue l'expérience du réel du travail, vide, creux, trou qui nous

[34] *Compagnons pain en poche,* poésie, Carole MAIRE.
[35] (ZAY, 1943) Jean Zay, *la France de demain,* 2 juin 1943, in souvenirs et solitude, Lettres à La France de JEANNE D'ARC à ABD AL MALIK — le livre de poche — 47 textes réunis et présentés par Vincent DUCLERT.

renvoie tous à notre propre impuissance, à la non-maîtrise entre le travail prescrit et le travail réel. Le fait de s'approprier l'expérience du travail revient à s'approprier notre propre subjectivité. *« Travailler c'est combler l'écart entre le travail prescrit et le réel. Or, ce qu'il faut faire pour combler cet écart ne peut pas être prévu. Le chemin à parcourir entre le prescrit et le réel doit être à chaque fois inventé ou découvert par le sujet qui travaille. »*[36]

Travailler, c'est la tâche réalisée, mais c'est aussi ce qui ne se voit pas, l'invisible c'est-à-dire tout le versant subjectif. Aristote considère que la *Poïétique* est l'étude des conduites créatrices, un domaine de l'art qui se distingue par son but, la production. Dans ce cas, l'homme produit un objet dont il est lui-même le principe essentiel constituant comme l'objectivation de l'homme dans la réalité.
Si j'ai choisi de témoigner sur les ressources psychosociales une Poïétique du vivant « au » travail, c'est une façon de relier la production de l'humain avec la mouvance subjective. L'expérience subjective au travail est une ressource primordiale, car ce sont tous les effets *transformatifs* de cette expérience du *travailler* qui peuvent apporter la création nécessaire chez les sujets afin d'objectiver leur travail qui reste sans cesse en transformation.

L'accompagnement de sujets vers leurs propres ressources assure l'ouverture à débattre en commun pour acter ensemble et par coopération des transformations efficientes. Elles ne pourront que leur être gratifiantes, et ce, même dans l'après-coup, notamment dans leur sphère de vie. En fait, c'est une autre voie pour éradiquer des situations de travail qui génèrent des risques psychosociaux.

---

[36] (C. DEJOURS, *Subjectivité travail et action*, mai 2001.)

N'est-il pas essentiel de retrouver une santé au travail où chacun est *« auteur du milieu professionnel dans lequel il travaille »,* [37] en répondant de ses propres actes avec d'autres ?
Avancer pas à pas, vers ces ressources psychosociales, créer à chaque fois ce processus pour relancer la responsabilité des sujets et leur désir tout en les intégrant dans la politique managériale. L'avantage du versant ressources de la *Poïétique du vivant au travail*, c'est qu'elle est fondamentalement interdisciplinaire puisque la *Poïétique* est un champ ouvert sur l'art, la sociologie, la psychanalyse, la psychodynamique, l'éducation et les actions socioculturelles…

La recherche des ressources psychosociales adéquates est un processus et non un objet fini comme une simple production achevée. L'arc réflexe[38] en est un principe entre la tension psychique déplaisir et plaisir comme le décrit le docteur Juan-David NASIO dans son livre : *« Nous croyons que [le principe de plaisir] est chaque fois provoqué par une tension déplaisante et qu'il prend une direction telle que son résultat final coïncide avec un abaissement de cette tension, c'est-à-dire avec un évitement de déplaisir ou une production de plaisir ».*[39] Par contre, en ce qui concerne le psychisme, le plaisir absolu n'est jamais obtenu à moins de s'éjecter du vivant et de notre propre désir…

Dans le contexte de la prévention, rechercher les ressources psychosociales au travail est l'une de mes orientations afin de les intégrer et de favoriser un bien-être existentiel, une

---

[37] (Y. CLOT, 2010.)
[38] Recevoir l'énergie, la transformer en action, et conséquemment abaisser la tension du circuit.
[39] (Dr J-D NASIO, 1995), *Introduction à œuvre de Freud.*

qualité de vie au travail, en plaçant les sujets dans des situations de création et d'émancipation.
Nous ne sommes plus axés seulement sur les risques, mais essentiellement sur les ressources.

L'émancipation des sujets

« Toute personne a le droit de prendre part librement à la vie culturelle de la communauté, de jouir des arts et de participer au progrès scientifique et aux bienfaits qui en résultent. »[40]

À la base du travail se trouvent les normes implicites de la socialisation de l'individu, même si bien entendu, le travail est géré par des règles codifiées afin d'aboutir à produire un bien ou un service.

Par conséquent, travailler n'est pas seulement produire, c'est un processus dynamique d'émancipation en tant qu'il est un effort personnel de pensée et de productions de valeurs surtout face à la domination de genre et à la domination sociale.

La clinique du travail montre que ces efforts d'émancipation, quand ils se conjuguent en plusieurs efforts individuels, étendent une communication orientée vers l'entente, la solidarité et l'organisation d'un vivre ensemble. Quand ces efforts coopèrent, ils peuvent exprimer ce désir de rompre avec l'aliénation par la masse, en accordant une place prépondérante à de nouvelles créations énergiques d'organisations de vie et de plaisir de soi avec les autres. Il y a restructuration des rapports sociaux. En effet, cette logique de l'émancipation appliquée à la sphère du travail révèle que les sujets constituent aussi leur identité à travers une relation de reconnaissance mutuelle. Être estimé pour le rôle qu'a notre travail dans la production de services, matérielles et culturelles ne peut être valorisé que comme une contribution au bien commun. Contribuer au bien-être commun cela signifie d'emblée

---

[40] Article 27-1 de la Déclaration universelle des droits de l'homme. (ONU)

concourir à notre propre bien-être, à notre autonomie et inversement.
C'est à travers cette réélaboration psychique que l'émancipation ainsi que notre propre subjectivité se trouvent enrichies. Devant le travail réel, la capacité du sujet à créer et à éprouver du plaisir accroît la découverte de nouvelles dimensions de sa sensibilité.
L'émancipation au travail et au-delà, est le résultat d'un enrichissement de l'identité du sujet par son activité. Cet accroissement passe par la reconnaissance de l'utilité sociale de son travail et des droits qui lui sont rattachés ainsi que de l'évolution de sa sensibilité. Cette transformation est reliée à la richesse et au plaisir qu'il ressent lors d'échanges interactifs avec son environnement humain…
Le sujet est nourri par l'estime sociale.
Ces transformations sont extraordinairement responsables d'un collectif de travail où la solidarité exprimée des sujets se concentre avec implication vers une œuvre commune. Celle-ci d'ailleurs apporte l'enthousiasme par son rôle de médiation dans les relations entre pairs et une réjouissance d'œuvrer ensemble.
S'autoriser à parler (en son nom propre) dans un collectif, c'est aussi articuler ensemble, tous ces signifiants qui ont marqué notre corps dans nos expériences que nous avons héritées. René CHAR écrivait que *Notre héritage n'est précédé d'aucun testament* ; chacun a le devoir de s'adonner à faire, car il n'est nulle part écrit comment faire. C'est par ces failles que peuvent surgir des inventions subjectives qui sont des tentatives de border le réel.
L'émancipation est une valeur sûre comme ressource psychosociale. Orienter notre travail d'intervenant-préventeur est une manière de guider *poïétiquement* les êtres humains dans ce processus de transformation.

Il rejoint l'inscription de chaque sujet et de ses responsabilités au sein d'une coopération au travail et en société, favorisant le soutien social face à un réel toujours présent et imprévisible...
Ce réel imprédictible, c'est ce que nous allons tenter d'approcher au plus près avec le Réel, le Symbolique et l'Imaginaire (RSI), nœud borroméen lacanien. Une sorte d'intrication circulaire de la vie pressentie par le philosophe danois Kierkegaard [41] *« (...) L'homme peut passer à une autre manière d'exister, sauter à une autre sphère d'existence. »*

[41] Sören Kierkegaard (1813-1855).

« La vie même est essentiellement appropriation, atteinte, conquête de ce qui est étranger et plus faible, oppression, dureté, imposition de ses formes propres, incorporation à tout le moins, dans les cas les plus tempérés, exploitation — mais pourquoi toujours employer ces mots, empreints depuis des temps immémoriaux d'une intention de calomnier ? [...]

L'exploitation n'appartient pas en propre à une société pervertie ou imparfaite et primitive : elle appartient en propre à l'essence du vivant, en tant que fonction organique fondamentale, elle est une conséquence de la volonté de puissance authentique, qui est justement volonté de vie. » Par-delà bien et mal.

Citation de NIETZSCHE

Réel Symbolique Imaginaire

Lacan a construit le nœud borroméen pour reprendre à sa façon la triade *inhibition, symptôme, angoisse* de Sigmund Freud. Il applique par équivalence : avec l'Imaginaire, l'inhibition, avec le Symbolique, le symptôme, avec le Réel, l'angoisse. Il le développe dans la séance du 10 décembre 1974.[42]

Dans le milieu professionnel, nous savons que la béance existe entre le travail prescrit (symbolique) et le travail réel. Que chacun doit s'adapter dans cet espace ! Cet espace ne pourra jamais être comblé même avec les meilleures améliorations des organisations. Nous pourrions comparer l'écart entre le travail prescrit et le travail réel en reliant l'écart qui existe dans notre structure psychique entre le déplaisir et le plaisir énoncé précédemment.

En effet, si les salariés prennent plaisir dans la tâche et à effectuer leur activité, ils se retrouvent dans un *« travail à cœur »*[43], soutenus par un plaisir partiel. Ils pourraient s'épanouir au sein de leur structure professionnelle et non en matière de plaisir absolu idéalisé…

Dans RSI, Jacques Lacan appelle le réel le tissu, une étoffe qui serait première *« si j'ai parlé de Symbolique, d'Imaginaire, et de Réel, c'est bien parce que le Réel c'est le tissu. »* [44]

Comme nous le voyons sur le schéma, l'inhibition part de l'imaginaire et vient s'insérer dans le trou du symbolique. L'effet d'arrêt est situé dans la béance entre l'imaginaire et le réel.

---

[42] (LACAN, *RSI*, séance du 10/12/1974), RSI séance du 10 décembre 1974.

[43] *Le travail à cœur*, Yves CLOT.

[44] Ibid..

RSI : Nœud borroméen

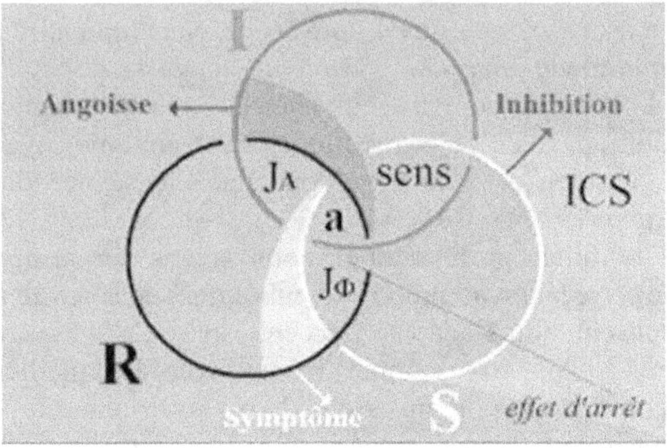

Alors face à cette primauté du tissu réel qui nous échappera toujours, le réel serait lié à l'imaginaire puisque « La Chose » elle ne pourrait que s'imaginer…
C'est bien là que l'inhibition s'insère, comment pouvoir se représenter *« La Chose »*[45] si nous ne passons pas par l'imaginaire en lien à la fonction de la parole qui, elle, la restitue en pensée et en parole symbolique !
Pourtant si l'imaginaire se formerait d'inhibition mentale (versant psychique), alors elle serait une piste pour briser l'inhibition de l'action (celui du faire). Dans cette béance, chacun serait confronté à sa propre inhibition et à son propre désir, c'est le propre du fonctionnement humain :

[45] Pour Freud, notre système inconscient est fait de représentants de pulsion, ou « représentations de choses » qui s'impriment dans notre mémoire corporelle par des images visuelles acoustiques ou tactiles. Ce ne sont que des traces mnésiques investies ou non par le pulsionnel. Elles ne sont qu'à la recherche d'un plaisir absolu. Les rêves, les fantasmes sont façonnés par ces représentations visuelles investies.

L'inhibition de l'action au travail

> *« ... la première forme évolutive du désir s'apparente ainsi comme telle à l'ordre de l'inhibition ». « ... The first form in which desire is developing seems to appear as inhibition. »* [46]

Freud détermine trois sources de l'inhibition qui sont pour éviter un conflit avec le ça, avec le surmoi, où quand le moi est débordé par d'autres sources d'intérêts qu'ils ne peuvent assumer dans l'instant de l'ici et maintenant. (Par exemple un travail de deuil[47] à accomplir)

En ce qui concerne le travail, lorsque le moi est soumis à une tâche difficile et particulière, une répression de ses affects, nous pouvons retrouver des mécanismes de défense qui infèrent le moi à ne pas s'autoriser à faire, à aller vers l'action. Bien au contraire, nous découvrons alors un appauvrissement de l'énergie que détenait l'individu. En effet, comme la difficile tâche pourrait lui apporter un profit, une réussite, un succès, le surmoi sévère lui refuse. Évitement, inhibition, immobilité de la personne afin de ne pas rentrer en conflit interne avec son surmoi et parfois jusqu'à une autopunition avérée.

Lors d'analyses de situations professionnelles, j'ai souvent observé chez certains travailleurs ou groupes d'individus, une inhibition révélée. Elle se traduisait par une exécution détériorée avec des conséquences comme un plaisir-désir diminué et une fatigue réactionnelle.

---

[46] J. Lacan, *l'angoisse*, Paris, édition du Seuil, 2004, p. 380.

[47] S. Freud emploie le terme d'« Arbeit » pour parler du « travail » du rêve, du deuil ou encore du refoulement.

C'est ce que nous allons approcher par cet exemple clinique que je vous présente :

Vignette clinique d'une fatigue réactionnelle

Janine a 48 ans, elle est aide-soignante, elle travaille depuis 25 ans dans un service de soins de suite et de réadaptation (SSR). Elle est mariée et a deux enfants qui sont au collège. Elle est d'un naturel gai et dynamique ce qui se ressent positivement dans le service. Toujours très professionnelle, elle apporte des soins de qualité aux patients tout en douceur et avec beaucoup d'attention dans ses gestes. Elle a toujours eu des évaluations professionnelles exemplaires. Un virage va s'opérer au départ de la cadre de santé du service qui prend sa retraite.
Le nouveau cadre de santé va prendre ses fonctions. Son arrivée dans le service est perçue par Janine avec une grande inquiétude.
Elle n'aime pas le changement. Son père militaire de carrière déménagé souvent pour son travail et toute la famille était obligée de le suivre selon le choix de ses affectations. Ces déménagements l'ont toujours bousculée, car elle laissait derrière elle des amitiés qu'elle ne reverrait plus jamais…

La venue du nouveau cadre engendrait des changements organisationnels avec des charges supplémentaires et des exigences nouvelles de travail. La perception de cette nouvelle situation avec un cadre de genre masculin ne sera pas ressentie par Janine comme un changement bénéfique. Elle se plaindra d'une quantité de travail trop importante, des délais non réalistes, des horaires excessifs, décalés et surtout un manque de communication. La fatigue va s'installer, car l'organisation n'anticipera pas sur le recours à des ressources supplémentaires.

Antérieurement, Janine avait une marge de manœuvre conséquente puisqu'elle était associée avec son ancienne cadre aux modifications de l'organisation et à l'évolution des tâches en y mettant son expérience à profit.
A contrario, depuis l'arrivée de monsieur Sapin, la recherche collective de solutions aux problèmes n'opérera plus au sein du service, manque de temps pour la communication et le partage d'expériences, le cadre de santé étant peu disponible à cause de ce que Janine appellera « la réunionite ». Malgré, le soutien de quelques-unes de ses collègues, Janine ne se retrouvera plus dans les valeurs qui étaient les siennes et dans le choix de faire ce métier. L'inhibition va s'installer par des comportements de retrait, de ne plus savoir comment faire, son sourire et sa gaieté vont disparaître révélant un plaisir-désir diminué et d'une montée d'angoisse au travail. Un premier arrêt de travail sera prescrit par le médecin de famille de Janine pour fatigue réactionnelle…

On peut mesurer par cette vignette que l'épreuve de la subjectivité qu'a vécue Janine en se heurtant à la fois au réel de la tâche et au réel de l'inconscient y compris les rapports du genre n'a pu être assurée pour conserver sa santé…

En conséquence, quand la continuation du travail est obtenue par contrainte ou que l'organisation fait défaut, il existe une augmentation des difficultés psychiques et physiques pour les travailleurs dans les tâches qu'ils doivent accomplir, avec des stagnations et des répétitions qui s'accumulent annonçant une énorme répression d'affects. Si la dynamique de reconnaissance est impotente, la souffrance ressentie ne peut plus être remaniée en plaisir,

alors elle ne peut qu'engager le sujet dans un processus morbide.
L'inhibition s'installe chez le salarié lorsque son moi tente d'esquiver un conflit avec le ça pulsionnel ou le surmoi. D'après ce que nous dit Freud, l'inhibition serait en fait un processus du Moi pour éviter l'angoisse, *« il ne peut nous échapper longtemps que l'inhibition est en relation avec l'angoisse. Bien des inhibitions sont manifestement des renonciations à une fonction motivée par le fait que son exercice provoquerait un développement d'angoisse. »* [48]
Le salarié mettrait donc en place ce mécanisme d'inhibition pour éviter l'angoisse, soit par précaution pour se protéger, soit par l'appauvrissement en énergie devant l'intensité du travail. Mais surtout, le Moi éviterait le signal de l'angoisse puisqu'il n'a pas à procéder à un nouveau refoulement[49] puisque c'est l'angoisse, qui le provoquerait.

Sigmund FREUD nous explique que l'inhibition ne signifie pas obligatoirement un fonctionnement pathologique. Elle serait également de structure, car elle intervient toujours avant l'exécution d'une action ou de pouvoir parler. N'oublions pas qu'on ne parle vraiment que si l'on est plutôt pris par la parole…
Freud rattache naturellement l'inhibition à une restriction normale fonctionnelle du Moi. L'inhibition en lien avec notre système nerveux autonome serait toujours affaire de

---

[48] Sigmund FREUD, *inhibition, symptôme et angoisse,* PUF, 1993.

[49] Le refoulement est un mécanisme de défense utilisé en psychanalyse et qui a été défini par Sigmund Freud. Il se traduit par la mise en place d'une défense par l'inconscient afin de repousser les pulsions et les désirs que le conscient refuse d'accepter. Le refoulement survient par exemple après un traumatisme dont la personne a été témoin. L'évènement qu'elle cherche à oublier s'efface parfois complètement de sa mémoire, bien qu'il permette souvent d'expliquer des comportements futurs.

corps, puisque c'est ce qui s'arrête quelque part de s'immiscer tout en augmentant la dépense psychique. Comme nous l'avons vu précédemment, Jacques LACAN le qualifie d'un arrêt de la fonction imaginaire.
Le choix de travailler sur le versant positif de l'inhibition afin de transformer cette dépense psychique vers la création et l'action serait donc une ouverture face à son processus morbide. Ici, nous pouvons discerner l'intérêt de se pencher sur les ressources individuelles du sujet et non sur son processus morbide.

Exemple clinique d'une médiation artistique et thérapeutique

En clinique, les médiations par association libre de matières dans le transfert (dessin, peinture poésie, pâte à modeler… etc.) sont des lieux dynamiques. Les médiations sont reconnues pour engendrer une transformation de la dépense psychique de l'inhibition en action par les ressources propres des sujets. C'est en quelque sorte, un travail sur l'inconscient par l'invention des sujets.
Ces espaces dynamiques favorisent la création artistique ou autres expressions par l'écoute clinique. Ils relancent ou déclenchent la survenue d'une parole imprévisible restée jusque-là en suspens pour cause de peur ou d'inhibition.

Voici le dessin d'un jeune agent qui a eu la malchance d'être confronté à un vol de caisse :

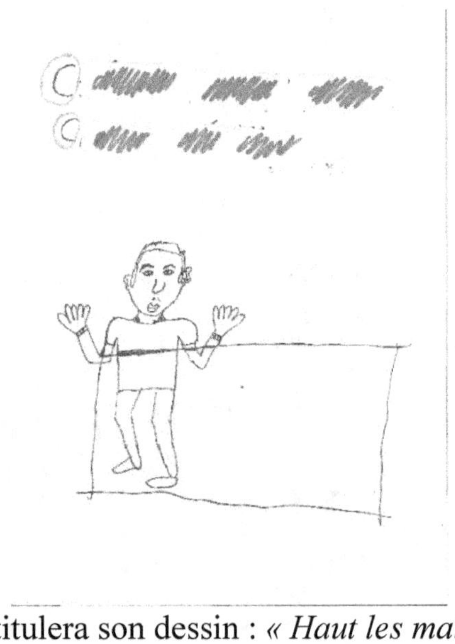

Il intitulera son dessin : *« Haut les mains. »*

La situation traumatique vécue par ce jeune agent et l'ouverture de celle-ci par la médiation du dessin et de la parole dans le groupe ont permis de lui assurer le soutien de toute son équipe, d'ailleurs avec beaucoup d'empathie. L'agent a pu clarifier sa situation de mal-être et reprendre confiance en lui. En exprimant ses ressentis et en partageant cette violente expérience aux autres, ils ont réussi à conjoindre ensemble, toutes leurs ressources individuelles du groupe pour trouver les mesures adéquates pour que cela ne se renouvelle pas. Ces nouvelles mesures de sécurité issues d'un collectif au travail après avoir été proposées, ont été largement acceptées par leur direction.

Voici la perlaboration d'après coup, après un travail subjectif par le dessin et de partage avec ses collègues dans le groupe :

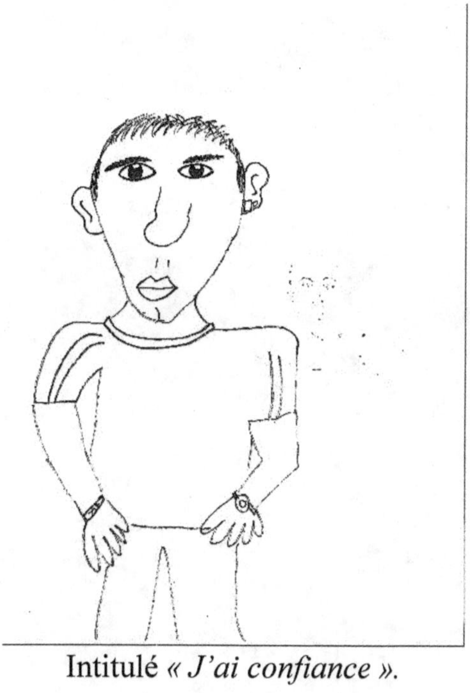

Intitulé *« J'ai confiance »*.

Dans les institutions publiques ou privées, nous sommes toujours confrontés au travail réel, c'est-à-dire à l'invisible, à l'inaudible, à l'inconnu qu'il faut tenter à chaque fois de rendre plus clair, souvent par hésitations et par tâtonnements.
Face à l'écart qui existe entre notre travail prescrit et le travail réel, un silence se met en place, car les peurs, les inhibitions et les doutes sont parfois présents.
Ce silence reste néanmoins actif, il suffit parfois de relancer des espaces de parole pour faire émerger de belles trouvailles…

Dirigeons-nous vers ces espaces pour comprendre les ressources qui y sont naturellement cachées.

Le silence actif issu de l'entretien

Lors de débats, j'ai eu l'expérience d'observer un autre silence initiateur d'une parole inattendue qui pouvait prendre le jour quand les sujets vivaient une situation de travail problématique. Ce n'est pas un silence prescrit, c'est un silence informel qui s'installe.

S'autoriser d'un « ne rien dire » quand la situation le sollicite est une leçon d'explorer le silence de la psyché, *« l'inconscient est avant tout un discours sans paroles »*,[50] faire silence pour le préventeur RPS à certains moments du débat est également le moyen de favoriser les interprétations. La stimulation de l'inconscient pulsionnel par ce silence informel incite la présence des pulsions des sujets. Face à ce silence, les forces inconscientes entraînent les sujets, vers des profondeurs beaucoup plus importantes que celles qu'ils auraient pu envisager. Faire ouverture à ce silence, c'est un acte de coupure qui éloigne toute précaution en démissionnant du rôle habituel du savoir des conventions sociales, comportementales et hiérarchiques. Certains silences sont par expérience, un simple effet d'une parole en attente. Il convoque les interlocuteurs en relançant leurs verbalisations ou les interprétations que le préventeur RPS dépose en traduisant l'expression des conflits internes ou externes de la situation.

Cette parole qui procède du silence est imprévisible. Elle est issue d'un noyau dès plus actif qui passe par le corps. *« Le corps tout entier et non le cerveau, sont le siège de l'intelligence et l'habilité au travail. Le travail révèle que c'est dans le corps lui-même que réside l'intelligence du inonde et que c'est d'abord par son corps que le sujet investit le monde pour le faire sien, pour l'habiter ».* [51]

---

[50] Docteur J-D NASIO, *le silence en psychanalyse*.

[51] (C. DEJOURS, *subjectivité travail et action*, mai 2001.)

À nous, préventeur RPS d'entendre dans notre écoute cette dimension du langage qui surgit par la parole, une parole chargée d'affects et donc de sujet. Je me répète, mais le sujet ne parle vraiment que si le sujet est pris par la parole. Le sujet n'est plus contraint ni de se taire, ni assujetti à la parole de l'autre (servitude volontaire, séparation).
Le silence volontaire du taisant que le préventeur cultive n'est pas le silence de l'oubli ou d'un mot qui ne vient pas au langage issu bien souvent de l'inhibition, du symptôme ou de l'aphonie. Celui-là arrête, voile, l'autre le silence du meneur de débats avec sa volonté de « se taire » convoque la parole et l'interprétation.
La construction d'un processus d'hystérisation du travail psychique au sein de l'entretien, donne un effet retour des associations produites par les parties en conflits. À chaque fois, lors d'une situation complexe et non résolue, le fait de relancer le désir et les signifiants des participants va à l'encontre d'obstruer la signification par une garantie imaginaire que pourrait produire inopportunément le préventeur. Prévaloir sur l'avènement de la surprise, c'est parier sur le surgissement d'une formation de l'inconscient, d'une métaphore ou d'une parole vraie inédite qui nomme symboliquement ce qui sépare et fait obstacle, à ce qui était fusionné ou confondu. Faire que la parole se saisisse pour une pure et simple réalité en renonçant à son rôle habituel de traduire des intentions et des jugements…
N'oublions pas que ce n'est pas le préventeur qui sait, ce sont les travailleurs qui savent mieux que quiconque par leur ingéniosité, comment sortir de leurs propres obstacles même s'ils n'en sont pas encore conscients. *« Travailler c'est combler l'écart entre le travail prescrit et le réel. Or, ce qu'il faut mettre en œuvre pour combler cet écart ne peut pas être prévu. Le chemin à parcourir entre le prescrit et le*

réel doit être à chaque fois inventé ou découvert par le sujet qui travaille. »[52]

Lors des entretiens, faire jaillir pour le préventeur ce qui était en souffrance est un processus. Travailler sur ce processus où cette douleur issue d'une situation donnée, qui empêchait un travail à cœur, permet de clarifier peu à peu et de rendre conscient les difficultés des sujets. En mettant en jeu, son propre silence, le préventeur engendre lui-même un acte de retour des associations entendues des travailleurs. Les mouvements du corps ont subi un ancrage par la nomination, et l'interprétation message du préventeur ou des participants vient se constituer en acte de parole. L'interprétation rectifie les repères antérieurs en y introduisant du nouveau. Là où il y avait de l'ombre s'éclaire une lumière, celle de l'élucidation.

Il ne servira à rien de préparer, et d'être précautionneux, le réel est un manque de représentations, un inconnu irréductible. Freud dit dans l'abrégé de psychanalyse que le réel en psychanalyse, comme en physique, *« restera toujours inconnaissable »*[53], *« nous ne pouvons espérer l'atteindre, puisque nous nous voyons dans l'obligation de traduire dans le langage de notre perception ce que nous avons déduit de nouveau et qu'il nous est à jamais impossible de nous affranchir de cette contrainte. »*

En conséquence, le réel restera toujours exclu, en prévention également, car l'élucidation de certaines énigmes concernant l'activité au travail n'implique pas la fin de tous les mystères. L'écart entre le réel et le voile du silence du préventeur ne pourra d'aucune manière être réduit à une suggestion, à une signification pleine. Car si le préventeur ne peut plus se déplacer dans ce silence, il ne

---

[52] (C. DEJOURS, *subjectivité travail et action*, mai 2001.)

[53] FREUD, *l'abrégé de psychanalyse,* PUF, 1978.

pourra plus entendre ni inventer et relancer le don des dires des travailleurs en situation problème complexe.
Afin de travailler et de coopérer avec une hiérarchie et des collègues, il est important de travailler sur le silence actif, un autre mode en lien avec les ressources psychosociales des sujets. Il va contre les jugements péjoratifs des individus. Il peut être également un moyen de dépasser les inhibitions individuelles, groupales ou conventionnelles et institutionnelles…
Pour le dire autrement, l'expérience subjective nous confronte au réel du travail, mais pas seulement, elle nous oblige si nous voulons évoluer, à en découdre avec nos résistances de notre personnalité face à l'expérience du travail, c'est-à-dire faire l'expérience du réel de l'inconscient.
Cette expérience est un effet, un style d'expression, en quelque sorte, elle est de l'ordre de la révélation ! L'interprétation a une incidence sur ce réel par les affects qu'elle introduit.
Et pour construire un collectif de travail basé autour de règles de travail communes dont l'édifice relève en propre du travail, il va falloir apprendre à se connaître et interagir pour atteindre les objectifs communs.

L'ouverture vers un collectif au sein de l'institution par le biais de certaines instances permet que la dépense psychique issue de l'inhibition soit transformée par un réel engagement pour une cause. S'engager c'est aller vers l'action. C'est ce que nous allons voir en lien avec l'instance du comité d'hygiène, de sécurité et des conditions de travail. (CHSCT)

FONCTION POÏÉTIQUE AU TRAVAIL DANS UN E.P.S.

« Quand irons-nous, par-delà les grèves et les monts, saluer la naissance du travail nouveau, la sagesse nouvelle, la fuite des tyrans et des démons, la fin de la superstition, adorer — les premiers ! — Noël sur la terre ! »

Citation de Arthur RIMBAUD

La fonction du représentant du personnel au CHSCT

« M'en allant compagnon, pain en poche,
tels les affects d'une sensible roche,
À copains, sans que plume au chapeau,
Creuse ta fontaine avec un peu d'eau. »[54]

Les représentants du personnel au comité d'hygiène, de sécurité et des conditions de travail sont des élus. Ils ont pour fonction et responsabilité de contribuer à la protection de la santé physique et mentale et de la sécurité, à l'amélioration des conditions de travail des travailleurs dans leur travail. Ils ont le devoir de veiller sur l'observation des prescriptions légales prises en ces matières à l'égard du personnel. Leurs principales fonctions sont :

- Informations auprès des agents, la participation à la démarche globale de prévention des risques.
- À veiller sur le travail prescrit tant au point de vue législatif que réglementaire.
- Il participe aux instances de l'établissement.
- Donner leur avis.
- Faire des propositions d'amélioration.
- Il a le pouvoir d'exercer un droit d'alerte par ses activités de veille.

Les responsabilités des membres du CHSCT qui sont des élus par le personnel sont étendues. Non seulement, les membres du CHSCT doivent s'informer des nouvelles lois, mais également être vigilants sur comment celles-ci sont appliquées au sein de la structure.

---

[54] *Compagnons pain en poche*, poésie, Carole MAIRE.

L'investissement des membres du CHSCT est toujours de longue haleine. Ils ne doivent pas oublier que comme des médiateurs, ils font des interventions destinées à amener un accord ou résoudre un conflit sur les conditions de Travail entre la direction et ses salariés.
Le CHSCT doit aller au-delà de la négociation, c'est-à-dire s'engager à collaborer à l'action commune. C'est par *la coopération q*ue des liens se construisent entre les acteurs en vue de réaliser, volontairement, une œuvre commune. Hannah Arendt décrit cette fonction comme une action bienveillante : *« c'est la possibilité d'action qui fait de l'homme un être politique »*,[55] c'est sa capacité d'initier quelque chose de neuf plutôt que d'exécuter ou de répéter des gestes ou pour certains même de hurler. Et c'est dans cette faculté de l'humain d'agir politiquement que repose la possibilité qu'advienne un monde nouveau pour un avenir et une réussite pour un *vivre ensemble.*
Travailler ensemble dans l'institution, c'est coopérer en mettant en discussion les différents modes opératoires. La difficulté majeure réside de construire des délibérations dans un temps donné et souvent dans l'urgence. Sélectionner les modes opératoires les plus appropriés à la situation en termes d'avantages pour la coopération, et supprimer ceux qui sont nuisibles n'est pas chose facile.
En fin de compte, la qualité de la controverse va dépendre de la capacité du collectif à transformer et à améliorer les compétences collectives. Ce qui n'est pas toujours le cas dans les institutions si la stabilité de l'emploi n'est pas respectée, car elle va à l'encontre d'une construction collective partagée.
Parfois, il est bénéfique de mobiliser aussi des ressources externes pour établir un diagnostic de départ afin de mettre en œuvre une vraie démarche de prévention des RPS.

---

[55] (ARENDT, 1972), o*rigines du totalitarisme.*

Par ailleurs, si pour telle ou telle raison, les concertations de la « co-construction » de solutions ou les consultations n'ont pas abouti, les membres du CHSCT doivent tout mettre en œuvre afin de faire respecter la Loi.
N'oublions pas que faire appel à la loi est aussi une démarche de développement psychosociale comme ressource pour agir. Le CHSCT est une vraie instance du vivant s'il reste dans une logique constructive. Les membres du CHSCT ont la responsabilité en tant qu'élus, de développer des moyens de régulation du travail et de faire respecter la Loi. La mise en œuvre des activités de veille et la procédure d'alerte comme actions régulations en sont des exemples. Même si parfois, nous devons en passer par le tribunal administratif afin de déclencher une mission d'expertise, il s'agit bien de comprendre qu'il faut agir sur le travail afin qu'il soit constructeur de santé pour l'individu et non l'inverse si nous restons dans un immobilisme complet.

Voici quelques exemples concrets de ressources psychosociales recherchées et développées au sein d'un établissement public de santé face à des dérives graves managériales.

Mise en œuvre : Activités de veille

« Quand la médiation, la coopération, les propositions ne fonctionnent pas, chacun se retrouve face à la Loi. »[56]

> *« M'en allant compagnon, pain en poche,*
> *tels les liens de la coalition proche,*
> *À copains, dégustant pain, pâtes au logis,*
> *Pétrie ardemment, la pousse du pain grandit. »*[57]

PROCÉDURE D'ALERTE : LE REGISTRE DES DANGERS GRAVES ET IMMINENTS

Selon le décret n° 82-453 du 28 mai 1982 modifié relatif à l'hygiène et à la sécurité du travail ainsi qu'à la prévention médicale dans la fonction publique et de l'art 5-7,[58] si un

---

[56] Prescription établie par l'autorité souveraine de l'État, applicable à tous et définissant les droits et les devoirs de chacun : Selon la loi en vigueur.

[57] *Compagnons pain en poche*, poésie, Carole MAIRE.

[58] Art. 5-7 (ajouté par le décret no 95-680 du 9 mai 1995) — si un membre du comité d'hygiène et de sécurité constate qu'il existe une cause de danger grave et imminent, notamment par l'intermédiaire d'un agent qui s'est retiré de la situation de travail définie au premier alinéa de l'article 5-6, il en avise immédiatement le chef de service ou son représentant et consigne cet avis dans le registre établi dans les conditions fixées à l'article 5-8. Il est procédé à une enquête immédiate par le chef de service, en compagnie du membre du comité d'hygiène et de sécurité ayant signalé le danger. Le chef de service prend les mesures nécessaires pour remédier à la situation et informe le comité des décisions prises.

membre constate qu'il existe un danger grave et imminent, la responsabilité du membre du CHSCT doit prendre les mesures nécessaires afin de le faire cesser.
Voici les faits : depuis un mois environ, le chef d'atelier subissait des réprimandes avec des ordonnances contradictoires de la part de la nouvelle direction. La pression était de plus en plus intense pour l'agent sans qu'il nous en informe directement. Pour faire suite à une convocation avec la direction, l'agent blâmé une nouvelle fois rejoint son service dans un état de mal-être insupportable avec une très grande violence interne. Je fus alertée par les agents de son service. Pour éviter un passage à l'acte qui pouvait se réaliser, nous avons contacté le médecin du service pour qu'il en fasse un diagnostic. Il était essentiel qu'il soit vu par un professionnel de santé. La décision commune face à la situation de danger fut d'aller signer ensemble le registre des dangers graves et imminents en y inscrivant les faits.
Les méthodes managériales du nouveau directeur devenaient de plus en plus insupportables pour les salariés avec des effets sur leur santé. Nous décidâmes avec tous les membres du CHSCT d'écrire à l'agence régionale de santé pour les informer des méthodes non conventionnelles et dangereuses de cette direction en insistant sur le fait qu'en tant que membre du CHSCT et du constat du médecin de l'établissement, nous avions pris nos responsabilités et que

---

En cas de divergence sur la réalité du danger ou la façon de le faire cesser, le chef de service arrête les mesures à prendre, après avis du comité d'hygiène et de sécurité compétent réuni en urgence dans un délai n'excédant pas vingt-quatre heures. L'inspecteur du travail est obligatoirement saisi selon les modalités prévues à l'article 5-5 ci-dessus et assiste de plein droit à la réunion du comité d'hygiène et de sécurité. Après avoir pris connaissance de l'avis émis par le comité d'hygiène et de sécurité, l'autorité administrative arrête les mesures à prendre.

si un passage à l'acte arrivait ils en seraient responsables. Une demande sera également faite à L'ARS, celle de la nécessité de nous nommer un directeur à temps complet avant que le climat social n'explose. L'ARS déplaça le directeur par intérim dans un autre établissement...
Un nouveau directeur par intérim arriva. Puis il prit sa retraite quelque temps après. C'était l'heure à nouveau du changement de direction... encore inopérant...

Alors, inquiets de cette altération continue de la santé et de la sécurité des salariés, du fait de l'installation de l'aggravation d'un malaise depuis de nombreuses années, les membres du CHSCT ont décidé d'avoir recours à une expertise des risques psychosociaux par experts agréés dans le cadre de l'article L 4614-12 du Code du travail. [59]

---

[59] Article L 4614-12 du Code du travail : Le comité d'hygiène, de sécurité et des conditions de travail peut faire appel à un expert agréé :
1° lorsqu'un risque grave, révélé ou non par un accident du travail, une maladie professionnelle ou à caractère professionnel est constatée dans l'établissement ;
2° en cas de projet important modifiant les conditions de santé et de sécurité ou les conditions de travail, prévu à l'article L. 4612-8-1. (Le comité d'hygiène, de sécurité et des conditions de travail est consulté avant toute décision d'aménagement important modifiant les conditions de santé et de sécurité ou les conditions de travail et, notamment, avant toute transformation importante des postes de travail découlant de la modification de l'outillage, d'un changement de produit ou de l'organisation du travail, avant toute modification des cadences et des normes de productivité liées ou non à la rémunération du travail.) Les conditions dans lesquelles l'expert est agréé par l'autorité administrative et rend son expertise sont déterminées par voie réglementaire.

MISSION D'EXPERTISE

Selon les articles L4612-1, L4612-2, L4612-3, L4612-5 et L4612-12 du Code du travail, la mission du CHSCT consiste à contribuer à la protection de la santé physique et mentale et la sécurité des travailleurs de l'établissement, devant en outre contribuer à l'amélioration des conditions de travail, analysant les risques professionnels et la prévention à mettre éventuellement en place.

Notre demande d'expertise était basée sur : *« Depuis la convention de mise à dispositions du CHU, le turn-over des directeurs a engendré non seulement une mauvaise gestion financière (plan de retour à l'équilibre), mais aussi un climat social déplorable. Le projet d'établissement validé par les tutelles est dans l'immobilisme complet tant au point de vue organisationnel, architectural, médical et social. Les incidences sont : le turn-over du personnel non médical (50 %) les conditions de travail avec un absentéisme important, la mauvaise gestion des plannings, la dégradation des locaux, une population non adaptée à un SSR polyvalent avec augmentation des décès, la tentative de modifier les décisions validées par le Conseil de Surveillance ».*

Pour faire suite à la constatation d'un risque grave et selon l'article L236-2-1,[60] nous voterons à l'unanimité cette expertise, lors de la séance exceptionnelle du 26 juin 2009.

---

[60] Article L236-2-1 : Le comité d'hygiène, de sécurité et des conditions de travail se réunit au moins tous les trimestres à l'initiative du chef d'établissement, plus fréquemment en cas de besoin, notamment dans les branches d'activité à haut risque.
Il est également réuni à la suite de tout accident ayant entraîné ou ayant pu entraîner des conséquences graves ou à la demande motivée de deux de ses membres représentants du personnel.

Fin décembre 2009, la direction de l'époque a assigné devant le juge de référé du Tribunal de grande instance (TGI) les membres du CHSCT, sur le fait qu'il soit constaté que le choix par le CHSCT du cabinet non mis en concurrence était abusif, demandant l'annulation du dit choix, avec condamnation de la partie défenderesse aux tiers dépens, compte tenu de sa position abusive.
Les membres du CHSCT étaient confiants, la loi semblait nous être favorable. Nous décidâmes d'assister à l'audience pour écouter l'avocat que nous avions mandaté pour nous défendre, mais également pour montrer au juge des référés par notre présence, notre implication à agir en affirmant notre inquiétude quant aux conséquences dommageables de la position de la direction de l'époque.
Cette inquiétude ne se dissipa qu'en date du 1er avril 2010, lors de la réception de l'ordonnance et de la décision du juge des référés de débouter la direction de son opposition à notre démarche et en la condamnant à nous verser une somme sur le fondement des dispositions de l'article 700 du code de procédure civile[61] et les dépens de l'instance du référé à la charge de la direction. L'expertise des risques psychosociaux pouvait commencer.

[61] Le juge condamne la partie tenue aux dépens ou qui perd son procès à payer :
1° à l'autre partie la somme qu'il détermine, au titre des frais exposés et non compris dans les dépens ;
2° et, le cas échéant, à l'avocat du bénéficiaire de l'aide juridictionnelle partielle ou totale une somme au titre des honoraires et frais, non compris dans les dépens, que le bénéficiaire de l'aide aurait exposés s'il n'avait pas eu cette aide. Dans ce cas, il est procédé comme il est dit aux alinéas 3 et 4 de l'article 37 de la loi n° 91-647 du 10 juillet 1991.

« M'en allant compagnon, pain en poche,
telles les notes sans pains, sans cloches,
À copains, avec qui l'on partage son pain,
Incorpore ta farine doucement avec tes mains. »[62]

L'expertise commença par la reformulation par les experts de la demande des membres du CHSCT.
La mission des experts consista :

- Analyser les facteurs du risque psychosocial.

- Analyser précisément les situations de travail concrètes existantes.

- Mettre en évidence les facteurs qui génèrent des souffrances et conduisent à des risques pour la santé des salariés.

- Apporter tous les éléments utiles à une information autonome et à une bonne compréhension de la situation.

- Aider les représentants du personnel à formuler des propositions de mesures visant à faire disparaître les sources de dysfonctionnement et les risques d'atteinte à la santé.

La méthodologie générale était basée sur une approche pluridisciplinaire, afin de mobiliser les outils de l'analyse

[62] *Compagnons pain en poche*, poésie, Carole MAIRE.

du travail ou clinique du travail comprenant l'ergonomie, sociologie des organisations, ainsi que la psychologie du travail. Au niveau théorique sur le mécanisme du stress, les experts utiliseront le modèle KARASEK.[63]

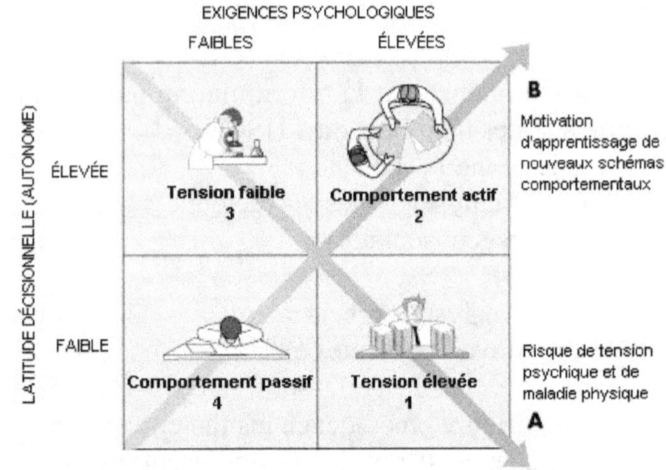

Source: Karasek, 1979.

Sur la base du volontariat, des entretiens semi-directifs seront réalisés par les experts avec les personnels de toute catégorie professionnelle sollicités soit par voie d'affichage, soit oralement par les membres du CHSCT.

Les experts identifieront les facteurs de risques par les indicateurs de troubles (individuels et organisationnels) comme le mal-être, le stress, ou les indicateurs comme le turn-over, absentéisme, glissement des taches… reflétant aussi une absence de traitement collectif des problèmes. Ils feront une analyse des facteurs liés au poste de travail et à

[63] Robert KARASEK développe un modèle qui met en évidence les facteurs de stress inhérents à l'organisation du travail et non les caractéristiques individuelles des travailleurs.

son environnement c'est-à-dire tout ce qui concerne l'ergonomie (ambiance sonore thermique, lumineuse, ratio m2/personnel, posture…).
En fin de compte, un rapport sera établi par les experts avec des pistes et des propositions sur la réflexion aux fondements de l'organisation et d'améliorer les postes de travail. Malgré la contestation de ce rapport par la direction du moment et sous l'impulsion des alertes du médecin du travail et de la psychologue du travail et des organisations, une première action vue le jour avec un compte rendu après des entretiens avec les salariés, sur une situation problème au service du personnel. À cette époque, la psychosociologue du travail et des organisations et le médecin du travail proposeront que je sois référencée comme *personne-ressource* afin de mener des actions et d'en faire leur suivi, en coopération. Un groupe de travail fut créé afin de réfléchir aux actions à mettre en œuvre, une première action naissait, celle de construire la base d'un entretien annuel d'évaluation efficient en lien avec le service du personnel et les cadres de proximité. Un nouveau directeur par intérim arriva avant la nomination d'un directeur à temps plein les mois qui suivirent…
L'agence régionale de santé nous avait enfin entendus… Cependant, les conséquences que développaient les conclusions de ce rapport accablant démontraient implicitement la difficulté de celle-ci dans le suivi de notre établissement.

« M'en allant compagnon, pain en poche,
tels les doux sourires qui accrochent,
À copains, refusant de manger le pain du roi
Voici la clé de boulangerie devant l'interroi. »[64]

Dans les deux actions de veille proposées et décrites, les membres du CHSCT ont fait appel aux droits du travail. L'établissement ne disposait pas à l'époque d'une organisation de prévention des RPS. L'appel à la justice nous offrait une possibilité de lutter, contre des situations graves au travail qui généraient des risques psychosociaux chez les travailleurs, nous étions essentiellement dans une prévention tertiaire, c'est-à-dire dans une logique de réparation…

De plus, en faisant appel au *droit du travail* par la justice, ce n'était plus en termes de prévention que notre travail évolué, mais plutôt sur le principe de la réparation[65] et de la sanction. Il fallait que les choses changent. Une nouvelle direction fut nommée et celle-ci à temps plein. Notre détermination était de relancer un programme de prévention des risques psychosociaux avec la nouvelle direction, mais cette fois-ci plus orientée sur les ressources.

Le régime de la nouvelle loi de la directive-cadre européenne 89/391/CEE[66] qui définit une obligation générale de sécurité et de résultat qui incombe à

---

[64] *Compagnons pain en poche*, poésie, Carole MAIRE

[65] L'évaluation de la réparation relève du pouvoir souverain d'appréciation des juges du fond.

[66] Directive 89/391/CEE, JO du 29.6.1989, p. 1-8 DIRECTIVE DU CONSEIL du 12 juin 1989 concernant la mise en œuvre de mesures visant à promouvoir l'amélioration de la sécurité et de la santé des travailleurs au travail.

l'employeur (tant privé que public), incita la direction à faire appel au réseau ANACT-ARACT afin de construire une méthodologie pour prévenir ces risques psychosociaux révélés.

C'est ce que nous allons découvrir maintenant.

La fonction du Préventeur RPS

« M'en allant compagnon, pain en poche,
tels les suaves mots qui ricochent,
À copains, prisant cette miche alléchante,
Laisse reposer à la température ambiante. »[67]

Dans la circulaire du 20 mars 2014[68] concernant la mise en œuvre du plan national des risques psychosociaux, il est demandé à tous les chefs d'établissement d'élaborer un plan de prévention qui s'applique nécessairement à l'ensemble du personnel en associant les représentants du personnel.

---

[67] *Compagnons pain en poche*, poésie, Carole MAIRE.

[68] Cette circulaire rappelle l'engagement pris par le Gouvernement, depuis 2 ans, d'une démarche globale de modernisation du dialogue social et de la gestion des ressources humaines dans la fonction publique (cf. protocole d'accord-cadre relatif à la prévention des risques psychosociaux [RPS] signé le 22/10/2013 pour les trois versants de la fonction publique et l'ensemble du territoire). Chaque employeur public réalisera un diagnostic des facteurs de risques psychosociaux, sur la base d'une démarche participative des agents à chaque étape du processus, diagnostic intégré dans des documents uniques d'évaluation des risques professionnels (DUERP) permettant l'élaboration d'un plan d'action de prévention des risques psychosociaux en 2015. Dans le cadre de la formation des acteurs de la prévention à la problématique spécifique des risques psychosociaux est réaffirmé le rôle indispensable des CHSCT, dont les membres bénéficieront de 2 jours de formation dédiée à la prévention des RPS (et 1 journée au moins dès 2014). La définition et la mise en œuvre de ces plans d'action relèvent de la responsabilité des chefs de service, sur qui repose l'obligation d'assurer la sécurité et de garantir la santé des agents.

Mise en œuvre et actions

C'est dans ce cadre que la nouvelle direction décida de signer une convention de partenariat avec les services du Ministère du Travail (DIRECCTE PACA)/ACT MÉDITERRANÉE/AB CONSULTING afin d'assister aux ateliers de prévention des risques psychosociaux, à partir de la méthodologie portée par le réseau ANACT-ARACT.

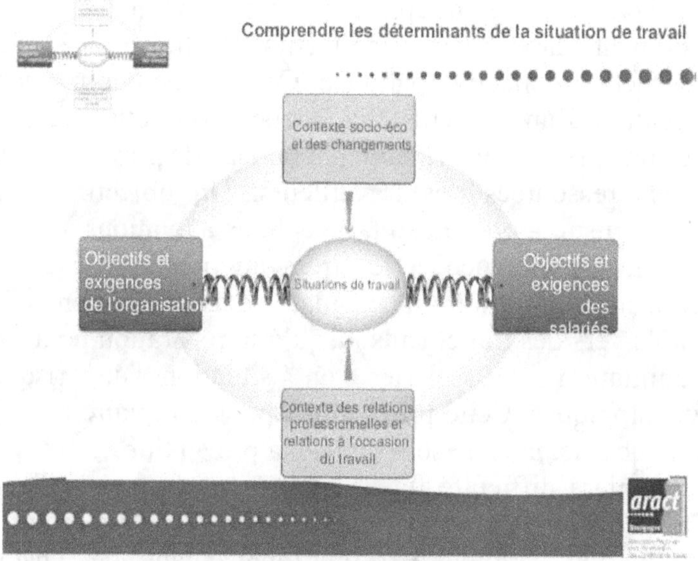

La méthodologie me paraissait intéressante en lien avec le rapport d'expertise du collège de Michel Gollac et Marceline Bodier, *« le collège considère que la notion de risques psychosociaux ne doit pas impliquer l'idée que les travailleurs seraient passifs par rapport à leur*

environnement, mais qu'il convient au contraire d'inclure dans l'examen de ces risques leurs possibilités d'agir. »[69]

En effet, le partage des temps collectifs organisés pour l'acquisition de compétences avec des échanges de pratiques (9 structures différentes), un accompagnement individuel pour structurer un projet adapté aux spécificités de chaque structure grâce à l'appui d'un consultant, et une démarche participative par la mise en place d'un groupe de travail dans chaque entreprise, piloté par un binôme déclaré participant aux temps collectifs rentrait dans une construction collective partagée. Cette démarche relançait la création d'un collectif et de coopération pour mettre en place une prévention primaire par un plan de prévention axé sur les ressources des travailleurs. Un objectif positif puisque jusqu'à présent soit, nous nous adonnions à traiter à réduire la violence et le stress au travail (prévention secondaire) soit à faire des signalements pour orienter les salariés vers des traitements jusqu'à la réparation pour une réhabilitation de salariés en situation de risques psychologiques. Cette prévention appelée tertiaire relevait à chaque fois, plus du soin que de la prévention…
La première difficulté fut de mettre en place ce collectif appelé *Commission de prévention des RPS* comportant la participation volontaire d'un représentant de chaque catégorie socioprofessionnelle de l'établissement ainsi que des représentants du personnel.

---

[69] Le rapport du Collège d'expertise sur le suivi des risques psychosociaux au travail, rédaction assurée par Michel Gollac et Marceline Bodier.

« Le rapport du collège d'expertise sur le suivi des risques psychosociaux au travail faisant suite à la demande du ministre du Travail, de l'Emploi et de la Santé » [70] pointe les facteurs de risques sur 6 axes : l'intensité de travail, le temps de travail, les exigences émotionnelles, l'autonomie insuffisante, la mauvaise qualité des rapports sociaux et les conflits de valeurs. En ce qui concerne les personnels de soins de l'hôpital, temporellement ils sont aspirés par les nouvelles procédures obligatoires qui sont suivies par la Haute Autorité de Santé (HAS) rognant indubitablement leur temps de présence au chevet des patients à soigner. Pour les personnels des services logistiques, c'est l'agence régionale de santé qui excède le travail par l'intensité des enquêtes et procédures à répétition à renvoyer sur leur plateforme pour des contrôles budgétaires ou sanitaires de plus en plus serrés.

Alors, comment dans les commissions, les protocoles déjà existants et le temps qui leur est attribué, ouvrir un temps de travail supplémentaire sans qu'il soit intensifié pour réduire les risques psychosociaux du travail, alors que le temps de travail et l'intensité sont des facteurs de risques des RPS ?

Quoi qu'il en soit, la commission fut créée, mais très vite, le nombre de personnes fut réduit pour assurer cette commission pour cause de ces deux facteurs de risques. Confrontée à ces risques par mes différentes responsabilités et l'accroissement de l'effet de la contrainte du rythme à soutenir, avec mes collègues, nous restions confiants de cette évolution que nous pensions positive par le changement bénéfique des situations que celui-ci allait

[70] Document a été assuré par Michel Gollac et Marceline Bodier à partir des discussions du Collège et des documents élaborés par différents membres du collège et par les auteurs des revues de littérature.

engendrer dans un court terme. De plus, sans faire l'impasse, nous allions retirer certainement une gratification par l'évolution de nos identités professionnelles au sein de l'établissement et qui reste souvent inconsciente…

« M'en allant compagnon, pain en poche,
tels les vallons traversés sans valoches
À copains, confrères du bara gwin de l'élocution,
Romps enfin la pâte pour stopper la fermentation. »[71]

Puis vient cette observation que nous devions vraiment nous axer que sur la transformation des *situations complexes de travail*. En effet, il était primordial de ne pas s'orienter sur le jugement des individus, car les premières commissions dégageaient des jugements de valeur sur les personnes, et ce, par mécanisme de défense inconscient, ce qui était loin du travail de prévention que nous devions réaliser et surtout que nous avions fixé.
Donc, un premier travail d'accompagnement et de temporalité s'est engagé pour un changement de penser, de raisonner, celui du choix de la bienveillance à l'égard des salariés en traitant les situations de travail, tout en favorisant la dynamique psychique individuelle et l'activité inventive des sujets. Ce changement ne rejoindrait-il pas la citation de Aoki dans « penser à l'envers » de Benjamin Coriat [72] ?
« Le corps des employés, tout comme celui des actionnaires, est explicitement ou implicitement reconnu comme une composante à part entière de la firme et ses

[71] *Compagnons pain en poche*, poésie, Carole MAIRE.
[72] (CORIAT, 1991.)

intérêts sont pris en compte dans l'élaboration de la politique du management. »[73]

Avant de vous proposer le travail élaboré face à une *situation de travail*, il est important de vous présenter la fiche d'évènement indésirable qui est un protocole initial de signalement qui a été validé au COVIRISQ[74] de l'établissement.
Cette fiche permet d'informer la direction des problèmes organisationnels ou des risques rencontrés par les personnels sur le lieu de leur travail.
Elle est un atout si nous respectons l'éthique du vouloir faire un travail de qualité.

[73] Il s'agit d'un chapitre « la firme J » de AOKI publié dans l'ouvrage sur le Japon édité par K. YAMAMURA et Y. YASUBA en 1987 in *penser à l'envers*, Benjamin CORIAT, p142.
[74] Le COmité des VIgilances, des RISques et de la Qualité.

La fiche d'évènement indésirable

FICHE DE SIGNALEMENT D'EVENEMENT INDESIRABLE	Date de création: 31 | 05 | 00 Réf. EI :	M.A.J.: Pagination	21 | 06 | 11 1/1

Personne déclarante	Nom :	Service :	Fonction :

Personne concernée (A)	☐ Visiteur ☐ Personnel ☐ Consultation externe ☐ Hospitalisé N° de chambre :
Situation ou matériel concerné (Préciser la situation ou le matériel)	
DATE :	HEURE : LIEU :

CLASSIFICATION DE L'EVENEMENT
(à remplir par le qualiticien)

Réf. EI : ☐ Evènement indésirable ☐ Evènement indésirable grave :

NATURE DE L'EVENEMENT
(Cocher la case correspondante puis décrire l'évènement de façon détaillée au verso)

☐ Accidents d'exposition au sang et blessures	☐ Problèmes techniques
☐ Examens para cliniques (biologie)	☐ Problèmes hôtelier/logistique
☐ Problèmes de transport sanitaire	☐ Problèmes informatiques
☐ Problèmes liés au séjour du patient	☐ Fugue
☐ Vie hospitalière	☐ Problèmes liés aux soins infirmiers
☐ Violence physique	☐ Problèmes liés aux soins de kinésithérapie
☐ Violence verbale	☐ Problèmes liés à une vigilance sanitaire
☐ Maltraitance	☐ Problèmes liés à la Pharmacovigilance
☐ Malveillance, négligence	☐ Problèmes liés à la Matériovigilance
☐ Nuisances environnementales	☐ Problèmes liés à l'identitovigilance

Etat de la personne au moment du constat		Gravité estimée (C)	
☐ Normal	☐ Agressif	☐ Nulle	☐ Modérée
☐ Désorienté	☐ Comateux	☐ Importante	☐ Très importante
☐ Décédé		☐ Ne sais pas	

MESURES PRISES IMMEDIATEMENT : (D)

PAR (nom et fonction) QUAND (date et heure) :

PROPOSITION D'ACTIONS CORRECTIVES A METTRE EN ŒUVRE :

PERSONNES AVISEES (nom et fonction, date et heure)

Merci de déposer cette fiche dans la boite aux lettres prévu à cet effet (sous-sol à côté du vestiaire)

FICHE DE SIGNALEMENT D'EVENEMENT INDESIRABLE	Date de création: 31 | 05 | 00	M.A.J.:	21 | 06 | 11
	Réf. EI :	Pagination	1/1

CIRCONSTANCES ET DESCRIPTION DES FAITS

(A remplir par le déclarant et à remettre au responsable de votre service qui transmettra à la personne compétente ou au référent de la vigilance concernée)

E

GESTION ET TRAITEMENT D'UN SIGNALEMENT

(A remplir par la personne compétente qui transmettra à la direction)

☐ **Rédaction et diffusion d'une procédure / protocole / document qualité**

☐ **Réorganisation**

☐ **Intervention auprès des équipes**

☐ **Intervention auprès des patients**

☐ **Déclenchement des vigilances sanitaires**

☐ **Création d'un groupe de travail**

☐ **Aucune action possible dans l'immédiat**

☐ **Autres :**

Visa du directeur : **Date :**

La procédure des fiches d'évènement indésirable est une ouverture pour l'ensemble du personnel par le signalement d'un dysfonctionnement. C'est une forme d'expression écrite qui permet à chaque personnel d'exprimer une difficulté précise récurrente ou exceptionnelle qui se présente à eux dans leur travail. Cette fiche est ensuite déposée soit à la direction, soit directement dans une boîte à lettres exclusivement à cet effet. Ces fiches d'évènement indésirable peuvent retracer n'importe quels risques dans l'établissement.

Par sa fonction et sa responsabilité de prévention et de sécurité, c'est le directeur qui valide et répertorie les risques comme risques psychosociaux. À partir de là, une discussion s'ouvre entre la direction et le préventeur RPS sur le repérage des moyens à mettre en œuvre.

Après une première connaissance des problématiques, une analyse va s'élaborer autour des ressources actions possibles modifiant de ce fait la situation.

Pour cela, des entretiens avec le personnel concerné sont nécessaires pour puiser les ressources individuelles et les ressources collectives afin d'améliorer les conditions de travail.

Les entretiens du Préventeur RPS

La forme habituelle des entretiens pratiqués consiste en un face à face entre le préventeur et les travailleurs selon le principe de neutralité. Le préventeur RPS est astreint à un strict secret professionnel et à un code de déontologie. En effet, pour instaurer une véritable écoute, il est important de développer une relation de confiance avec le travailleur.
Dès l'acceptation par le ou les salariés, ces entretiens sont organisés sur le temps et lieu du travail en respectant l'organisation de l'institution. Un espace est prévu pour respecter la confidentialité des propos exprimés des travailleurs. Si le salarié est en arrêt, il a la possibilité d'avoir des entretiens téléphoniques selon les disponibilités du préventeur.

Ces entretiens sont semi-directifs (pas de liste de questions prévues). Ils restent bienveillants afin de recueillir des faits, et des ressentis sur la réalité de la situation vécue du travail. Ils sont axés non pas sur la *situation problème*, mais sur les ressources à développer par rapport à cette situation vécue. Ce qui nous permet de différencier une recherche de ressources exceptionnelles aux autres ressources psychosociales face à des expositions continues ou récurrentes.
Cet espace de parole est une forme optimale afin de mettre en débat la situation avec les salariés et trouver ensemble des évolutions concrètes. Néanmoins, elle n'est pas suffisante, car le travail réel ne s'analyse pas exclusivement dans les paroles des travailleurs qui les décrivent.
Donc, en parallèle, des observations sont menées sur le terrain pour prendre connaissance du fonctionnement/dysfonctionnement dans l'environnement du travail.

Une analyse et un accompagnement sont établis à la mesure de la situation afin qu'elle progresse dans une situation nouvelle et bénéfique de la personne déclarante et pour l'ensemble de l'équipe. Une mise en dialogue avec de nouveaux axes de réflexions est proposée lors de la commission de prévention. Le débat abouti généralement à une ou plusieurs ressources actions. De là, les différentes actions sont inscrites dans le document unique d'évaluation des risques professionnels (DUERP)[75] et porté à l'instance de CHSCT pour validation et son suivi.

Pour nous projeter sur la compréhension de l'approche des ressources à développer par rapport à la situation vécue, nous devons la formaliser par une fiche reprenant le lieu, le quotidien où s'exercent les tensions entre les exigences de l'organisation et les exigences des salariés.

Les exigences des salariés sont représentées par :

- d'un désir d'autonomie,
- de considération,
- de responsabilités,
- de travail bien fait
- de développement de leurs compétences.

Les exigences des organisations sont :

- concentrées autour de l'organisation du travail,
- l'environnement
- les moyens de travail,

[75] Instauré en 2001, le document unique d'évaluation des risques professionnels est obligatoire dans toutes les entreprises, quels que soient leur taille et leur secteur d'activité.
Il doit lister les risques professionnels encourus par les salariés de l'entreprise et les actions de prévention et de protection qui en découlent.

- les obligations en matière de ressources humaines
- les modes de management.

Pour avoir une vision globale de la situation vécue et ne surtout pas nous axer unilatéralement sur l'individu, nous porterons nos actions sur quatre secteurs :

* Les objectifs et exigences de l'organisation,
* Le contexte socio-économique et changement,
* Les objectifs et exigences des salariés,
* Le contexte des relations professionnelles et des relations du travail.

Un travail de repérage entre les facteurs ressources et les facteurs contraintes permet de traduire les différentes difficultés tout en observant et en s'appuyant activement sur les ressources pour y remédier.

Voici maintenant le travail élaboré face à *une situation de travail vécue* basée sur :

- les facteurs de contraintes : perçus comme des obstacles ayant la possibilité de faire un bon travail.
- Les facteurs de ressources : perçus comme favorisant un bon travail.

La fiche 1, aides-soignantes, comportements familiers

Cette fiche est composée de trois structures différentes : Le descriptif, repérage ressources/contraintes, actions de prévention.

LE DESCRITIF

La fiche retrace un résumé du lieu, date, personnes concernées avec un descriptif de la situation vécue :

Service/Unité : Soins

Lieu : Infirmerie U1 pendant les transmissions
Nombre de personnes concernées : 3 (AS+ASHQ) et les personnes présentes aux transmissions.
Temporalité de la situation de travail : 9 mai à 13 h 45

Conséquence de la situation : Jugement entre collègues, énervement, sentiment d'injustice.

Descriptif situation : Aujourd'hui à 13 h 45, lors des transmissions, une attitude familière (assise l'une sur l'autre) entre deux soignantes est constatée par une troisième soignante (ASHQ). Celle-ci s'étonne qu'aucun recadrage ne soit fait. Agressivité verbale entre les agents concernés.

Contexte et objectifs d'intervention : repérage Ressources/Contraintes

Présentation des ressources et des contraintes de la situation problème par le modèle du réseau ANACT.

Objectifs et exigences de l'organisation		**Contextes socio-éco et changements**	
Ressources	Contraintes	**Ressources**	Contraintes
Transmissions à la même heure – Chaises à dispositions	– Locaux exigus des transmissions selon le nombre de personnes – nombre chaises/agents insuffisant	IDE coordonnateur faisant fonction de CDS	– Turn-over de CDS et de faisant fonction. – Manque d'expérience de l'IDE coordonnatrice dans la fonction de CDS – Publication du poste de Cadre de Santé et non pourvu actuellement.
Objectifs et exigences des salariés		**Contextes des relations pros et relations de W**	
Ressources	Contraintes	**Ressources**	Contraintes
La conscience prof. Les bonnes pratiques profs.	Insatisfact. prof. Attitude non-prof. Sentiment d'injustice	Médecins IDE coordonnateur	Jugements entre collègues

Actions ressources de prévention proposées, inscription et suivi du D.U.R.P.

Actions de prévention et de protection proposées par le groupe de travail		
Quelles actions (ressources, marges de manœuvre) possibles ?	Par Qui, à quel niveau ?	Dans quels délais ?
Objectifs et exigences de l'organisation		
Poursuivre le respect des horaires et de la durée des transmissions	IDE coordonnatrice	En continu
Prévoir un nombre de chaises en rapport au nombre de personnes.	IDE coordonnatrice / AAH responsable service économique	Fin juin
Engager une réflexion sur un lieu adapté pour les transmissions étant donné que le local est trop exigu.	IDE coordonnatrice / AAH le responsable service économique	Fin juin
Contextes socio-éco et changements		
Maintenir les compétences de l'IDE coordonnatrice par la formation continue (gestion des conflits, management...)	AAH / DRH au Plan de formation	Decembre
Organiser des partages d'expériences avec les CDS d'établissements voisins	IDE coordonnatrice	Septembre
Relancer la publication du poste de Cadre de Santé	Directeur	Mai

Actions de prévention et de protection proposées par le groupe de travail		
Objectifs et exigences des salariés		
Continuer à prendre en compte la conscience professionnelle lors de futur recrutement.	IDE coordonnatrice / Directeur	Prochains recrutements
Poursuivre le maintien de formations sur les bonnes pratiques lors des formations continues	AAH / DRH au Plan de formation	Décembre
Mettre en place des groupes de paroles à la demande	IDE coordonnatrice / psychosociologue du travail	septembre
Prévenir les conduites inappropriées dans la mise à jour du règlement intérieur de l'établissement.	DRH	septembre
Diffuser et récolter l'adhésion de l'ensemble des professionnels au règlement intérieur par la signature de ce document	Cadres de Services	Décembre
Transmission d'expériences des bonnes pratiques et attitudes professionnelles y compris dans les réunions professionnelles et dans tout l'établissement (personnel de jour et de nuit)	IDE coordonnatrice	Prochaine réunion d'équipe
Contextes des relations pro et relations de W		
Continuer d'impliquer les médecins et l'IDE coordonnatrice dans l'animation des transmissions et dans la vie de l'établissement	IDE coordonnatrice	En continu

L'expérience montre que les avancées les plus opérationnelles sont les ressources qui permettent :

- D'offrir des endroits où l'échange est possible en vue de coopérations efficientes.
- D'insister sur des espaces de régulation.
- De créer des lieux où l'on tend à développer les facteurs de ressources afin d'atténuer les facteurs de contraintes.
- D'accroître la reconnaissance de la qualité du travail des salariés.

Lorsque ces conditions sont remplies, la *solidarisation* peut advenir en progressant tant sur le point de vue individuel que sur l'intérêt collectif d'un vivre ensemble pour une qualité de vie au travail efficiente.
Ces ressources psychosociales mises en place peuvent être le résultat d'une amélioration élevée de la qualité de vie au travail, car socialement valorisées.

La qualité de vie au travail

La qualité de vie au travail (QVT) est définie par l'Organisation mondiale de la santé (OMS) en 1994 comme étant : *« La perception qu'a un individu de sa place dans l'existence, dans le contexte de la culture et du système de valeurs dans lesquels il vit, en relation avec ses objectifs, ses attentes, ses normes et ses inquiétudes. »*

Cette définition de la qualité de vie au travail renvoie à l'élaboration des individus du rapport existant de leur propre subjectivité à la vie et au temps. Il est relié également avec le questionnement des procédures de qualité de vie au travail destiné à lier performance et épanouissement personnel.

Selon l'accord national interprofessionnel du 19 juin 2013, il apparaît que *« la performance d'une entreprise repose à la fois sur des relations collectives constructives et sur une réelle attention portée aux salariés en tant que personnes. »* S'engager sur la qualité de vie au travail, c'est comprendre et s'intéresser au bien-être physique, mental et social des personnes. La démarche d'amélioration de la qualité de vie au travail rassemble toutes les actions permettant d'améliorer les conditions d'exercice du travail. Ces actions sont issues notamment des méthodes et moyens de mise en œuvre de l'organisation du travail, favorisant ainsi le sens donné à celui-ci, dans un but commun d'étendre la performance collective de l'entreprise et sa compétitivité, par l'engagement et la reconnaissance de chacun des acteurs.
En quoi consiste cette reconnaissance ?

La reconnaissance institue une forme d'obéissance qui maintient malgré tout une certaine liberté. D'après la

psychodynamique du travail, elle est basée essentiellement, sur la réalité du travail accompli et ce, selon deux modes, l'un sur la contribution du sujet à l'organisation du travail et l'autre, sur la gratitude que reçoit le travailleur lors de son apport à l'organisation du travail. La rétribution attendue par le sujet est purement et fondamentalement symbolique.
Ce travail accompli engage deux jugements bien distincts, mais ayant en commun la particularité de porter sur le *faire* et non sur la personne :

- Sur la ligne verticale, le *jugement d'utilité* proféré par les acteurs de la gestion collective de l'organisation du travail comme les supérieurs hiérarchiques…
- Sur la ligne horizontale, le *jugement de beauté* proféré par les collègues, par le collectif ou communauté de pairs.

Cette dynamique de la reconnaissance n'est pas sans rapport avec la construction du sens du travail en lien direct avec l'identité du travailleur et l'accomplissement de soi dans le champ des rapports sociaux. Elle devient également une possibilité de concilier vie professionnelle et vie personnelle dans l'attention portée sur la prise en compte de la parentalité et des temps sociaux par les rythmes et horaires de travail.
La qualité des relations sociales est fondée sur l'écoute des salariés, par la mise en place d'espaces de dialogue, d'expressions des salariés pour une participation aux délibérations afin d'établir une réelle confiance entre les travailleurs, sans oublier le respect de l'égalité salariale entre les femmes et les hommes.
Nous pouvons faire ce constat : dans les situations de travail, la coopération est à considérer comme l'une ressource psychosociale essentielle si nous voulons

préserver les identités des travailleurs en protégeant leur noyau, la structure même de la santé mentale.
Cette ressource psychosociale est construite dans un cadre essentiel celui du dialogue social qui nécessite un développement sur de nombreux points que je vous propose d'aborder pour que la qualité de l'engagement d'une démarche de qualité devienne effective et se réalise à tous les niveaux de l'entreprise. Il est essentiel que la prise en compte des enjeux de la vie personnelle des agents par les dirigeants, par les partenaires sociaux et les collectivités territoriales soient prises en compte. Elle passe par l'information partagée entre les acteurs sur la sphère économique, stratégique ainsi que les valeurs auxquelles se réfère l'entreprise associée aux relations que les personnes entretiennent avec la sécurité de leur environnement qu'il soit physique et psychique.
Cette démarche de progrès d'une qualité de vie au travail devra s'appuyer fortement sur la qualité de l'organisation du travail, sur le rôle et l'appui d'un management de proximité dans l'anticipation et la résolution des problèmes au sein du service ou des mutations, restructurations des entreprises. L'institution devra offrir par son seing la possibilité de réalisation et de développement personnel par la formation, le développement des compétences, de la prise en compte des singularités des sujets et lutter avec vigueur contre les stéréotypes ou stigmatisations attachés aux jugements de valeur. L'enrichissement des compétences améliorera l'autonomie et le degré de responsabilité tout en favorisant le sens donné au travail.
Pour exemple, je vous présente un questionnaire sur la qualité de vie au travail qui déploie un recueil de données afin de repérer et récolter auprès des travailleurs certains points pour réajuster les ressources psychosociales si elles ne sont pas optimums ou si elles font défaut. Cet exemple reprend :

- La qualité du contenu du travail,
- La qualité des relations sociales et de travail,
- La qualité de l'environnement physique et psychique,
- La qualité de l'organisation du travail,
- La qualité des relations sociales et de travail,
- La qualité de l'information partagée au sein de l'entreprise,
- Les possibilités de réalisation et de développement personnel,
- La possibilité de concilier vie professionnelle et vie personnelle.

En fait, tous ces éléments récoltés pourront améliorer l'engagement à tous les niveaux de l'entreprise.
Bien entendu, un questionnaire ne résume pas en lui seul cet engagement, mais il est un outil afin de mettre en place cette démarche selon l'institution publique ou privée.

Le questionnaire satisfaction du personnel/qualité de vie au travail :

I — DONNEES PERSONNELLES (cocher les cases)

Dans quelle catégorie de personnel êtes-vous ? :

Médecin	Administratif	Soignant ou médico-technique	Technique Logistique	Responsable de Service

Établissement

« LES LILAS »	EHPAD « ÉPHÉMÈRE »

Âge

Âge

Êtes-vous de sexe ?

Féminin	Masculin

Êtes-vous ?

Titulaire/stagiaire	CDI	CDD ou autres

Type

Temps complet	Temps partiel

Si vous êtes en CDD, depuis combien de temps ?

An/mois

Combien de temps mettez-vous pour vous rendre dans l'établissement ?

Moins de 15 minutes	De 15 à 30 minutes	De 30 à 45 minutes	Plus de 45 minutes

II — VOTRE POSTE DE TRAVAIL

Les locaux dans lesquels vous exercez sont-ils adaptés ?

Oui	Non

Le matériel est-il adapté ?

Oui	Non

Votre charge de travail est-elle adaptée ?

Oui	Non

Avez-vous le sentiment de faire un travail utile auprès des patients ou des résidents ?

Oui	Non

Votre travail vous permet-il d'utiliser vos compétences ?

Oui	Non

Savez-vous précisément où commence et/ou se termine votre travail ?

Oui	Non

Les instructions que vous recevez de votre responsable de service sont-elles claires et précises ?

Oui	Non

Avez-vous choisi le travail que vous faites ?

Oui	Non

Si vous le pouviez, pour différentes raisons, changeriez-vous pour :

Une autre affectation dans l'établissement		Une affectation pour un autre établissement		Un autre métier dans l'établissement		Un autre métier que celui de la Santé/Sociale	
Oui	Non	Oui	Non	Oui	Non	Oui	Non

Êtes-vous satisfait de l'emploi que vous occupez ?

Oui	Non

Si « oui », quelles en sont les raisons ?

Esprit d'équipe	Climat de confiance	Formation adaptée	Intérêt des tâches
Horaires satisfaisants	Reconnaissance	Soutien du responsable de service	Satisfaction du travail Bien fait

Si « non », quelles en sont les raisons ?

Mauvaise ambiance	Sentiment d'injustice	Formation insuffisante	Tâches mal réparties
Horaires pas satisfaisants	Manque d'intérêt des tâches exécutées	Pénibilité du travail	Manque de personnel
Manque d'écoute et de soutien de la hiérarchie	Manque de reconnaissance	Souvent interrompu Dans les tâches	Trop de rappel sur congés
Planning prévisionnel pas respecté	Vous êtes amené à compenser le mauvais niveau de compétences ou le manque d'efficacité de vos collègues		Niveau de rémunération

Votre vie professionnelle a-t-elle des conséquences positives ou négatives sur votre vie privée ?

	Non, jamais	Oui, quelques fois	Oui, en général
Positive			
Négative			

Si « négative », avez-vous contacté le médecin du travail ?

Oui	Non

Depuis le début de l'année combien de fois avez-vous été rappelé sur vos congés © ou repos hebdomadaires (RH), précisez C ou RH ? ______________________

____

31 bis — si oui, vous choisiriez :

☐ De récupérer ce jour ☐ Être rémunéré en heures supplémentaires

Êtes-vous épanoui dans votre travail ?

Oui	Non

III — L'ÉTABLISSEMENT EN GÉNÉRAL

Trouvez-vous que l'établissement a une bonne dynamique sociale ?

Oui	Non

Trouvez-vous que l'établissement a une bonne dynamique professionnelle ?

Oui	Non

Avez-vous confiance ?

En la direction et votre responsable de service

Oui	Non

Envers vos collègues

Oui	Non

Les relations professionnelles entre les différents personnels au sein de votre établissement sont-elles satisfaisantes ?

Oui	Non

Les relations professionnelles entre les différents personnels des 2 établissements (EPS Les LILAS/EHPAD ÉPHÉMÈRE) sont-elles satisfaisantes ?

Oui	Non

L'encadrement reste-t-il attentif à maintenir votre niveau de compétence ?

Oui	Non

LE SERVICE DES RESSOURCES HUMAINES

Le service des ressources humaines reçoit, sur rendez-vous, les professionnels qui le souhaitent Du lundi au vendredi de 13 h à 15 h. Cette plage horaire vous convient-elle ?

Oui	Non

Sinon, que proposez-vous ? ______________________________

Les conditions d'accueil au service des ressources humaines sont-elles satisfaisantes ?

Oui	Non

La confidentialité et la discrétion sont-elles respectées ?

Oui	Non

<u>VOUS</u>

Votre évolution professionnelle vous satisfait-elle ?

Oui	Non

Avez-vous le choix de vos formations ?

Oui	Non

Êtes-vous respecté dans votre travail ?

Oui	Non

Êtes-vous respecté en tant qu'individu ?

Oui	Non

Êtes-vous satisfait de la manière dont vous pouvez prendre vos congés ?

Oui	Non

Des réunions de service (ou staff) sont-elles organisées régulièrement ?

Oui	Non

Si oui est ce que vous vous exprimez librement ?

Oui	Non

Sinon, que suggérez-vous ?

Êtes-vous associés aux actions d’amélioration et projets en cours ?

Oui	Non

<u>Si oui, préciser lesquels, sinon exprimer pourquoi vous pensez ne pas être associé.</u>

<u>MERCI DE VOTRE PARTICIPATION</u>

Dans cet exemple, les résultats ont été présentés à la Commission de prévention des RPS créée précédemment et des ressources actions ont été définies en tenant compte des suggestions et des attentes du personnel. Ensuite, ces ressources actions ont été intégrées au programme d'amélioration de la qualité après validation par la COVIRISQ, le CTE[76] et le CHSCT.

Malheureusement, à l'époque de la mise en place de l'élaboration d'une démarche de qualité de vie au travail, le taux de retour du premier questionnaire a été assez décevant, avec un retour seulement de 30 %.
Les ressources psychosociales choisies pour remédier à ce premier constat ont été de multiplier des informations pertinentes résultantes de la coopération des membres de l'ensemble des instances, regroupant direction, médecins, et représentant du personnel afin de solidariser les personnels à l'adhésion de cette démarche.
En effet, plus les retours des questionnaires augmentent, plus l'implication des personnels oriente *un travailler ensemble* au sein de l'entreprise.
C'est ce que nous allons nous attacher à relever, non pas simplement en termes d'enquête, mais de coopération.

[76] Comité Technique d'Établissement.

MISE EN ŒUVRE ACCOMPAGNEMENT AU CHANGEMENT

« J'ai découvert très vite que lorsque je ne travaillais que pour moi, j'étais seul à travailler pour moi, mais lorsque je travaillais pour les autres, les autres travaillaient également pour moi. »

Citation de Benjamin FRANKLIN

La coopération comme lien social

La collectivité est un regroupement d'individus sous la même entité institutionnelle, c'est un groupe ou un rassemblement de personnes pouvant éventuellement partager des intérêts communs. A contrario le collectif basé sur la coopération des règles pratiques de travail acceptées par tous, est toujours un engagement de chaque sujet dans un espace de discussion.

La coopération est une mobilisation de l'intelligence collective basée sur deux points essentiels, la convivialité et la liberté de délibération. Cette liberté d'une volonté individuelle stimulée par reconnaissance est associée à une volonté d'agir, de travailler ensemble, ou *une déontique du faire* ensemble au niveau collectif. La coopération est une source de ressources psychosociales.

Reconnaître les compétences dans le registre du faire du professionnel et non ses qualités dans le registre de l'être inspire estime et confiance, vis-à-vis de ce qu'on appelle, le respect partagé des règles de travail face à l'expérience du réel du travail que nous vivons.

Lors de réelles difficultés, la discussion collective est possible, si nous ne plaçons pas nos relations de manière libidinale, mais professionnelle. Il est essentiel que les participants assument qu'au premier abord, face aux dysfonctionnements, aucune personne n'a un savoir inné pour les résoudre ou les identifier. Il faut que les partenaires s'autorisent à ne pas rentrer dans le jugement péjoratif, en pointant des incompétences, ou une mauvaise volonté ou encore se fonder sur un *je ne l'aime pas*. Seule l'expression de l'expérience de chacun sur la situation vécue, en accord authentique avec l'expérience de l'autre, permettra de cerner les résistances. C'est alors que pourra s'éclairer l'incident pour tendre vers des transformations et lutter

contre la situation pathogène de l'organisation mise en place.
Dans un premier temps et devant cette difficile tâche, la visée de diminuer l'écart entre le prescrit et le réel sera bâtie sur la recherche d'éléments clés pour sortir de la situation qui génère tant de difficultés. Même si les rapports sociaux sont aussi traversés par des rapports de force et de pouvoir… le travail en équipe va apporter des *trouvailles*, un faire ensemble qui fait la richesse pour surmonter les obstacles.
Il est donc important et nécessaire de prendre au sérieux les questions de la souffrance au travail pour les contrer. Travailler n'est pas seulement produire, c'est également un vivre ensemble. Cultivons ces relations de qualité où le lien, la vision positive, l'empathie et l'attention à soi et aux autres sont portés.
Il arrive souvent qu'il se crée des distances entre ce que les travailleurs désireraient effectuer dans leur travail, en lien avec leur professionnalisme, comme cette idée d'un *travail bien fait*, et ce qu'ils en attendent en termes de réussite et de performance. Ces écarts doivent être élaborés en coopération pour réduire certaines situations de stress. Développer les pratiques de travail des travailleurs sur la base de ce qu'ils considèrent comme répondant à leurs critères du *travail bien fait* sont des ressources personnelles issues de leurs expériences, leurs compétences, leurs capacités cognitives. Ne surtout pas les laisser s'éteindre, car elles sont des ressources à inscrire et partager au sein du collectif. Il s'agit pour les travailleurs d'exprimer et de défendre des arguments sur les façons de travailler. Ces argumentations ne sauraient être fondées exclusivement sur des bases techniques ou scientifiques, car ils prennent appui sur la confiance, la loyauté, le respect des règles, ainsi que sur la discipline.

La coopération est également une règle sociale qui s'élabore par l'acte de parole à l'intérieur de ce même collectif, espace construit de plusieurs travailleurs où se prépare l'idée d'un vivre ensemble au travail.
Dans ce lieu créé, les arguments qui prennent place dans la délibération de la coopération structurée comme un espace public sont des compromis entre technique et éthique, chacun donne son opinion et en construit une commune.

Par ailleurs, dans la communauté au travail qui se construit chaque jour davantage, s'élabore sur un fonds de signifiants, un langage commun qui se transforme par réajustement de manière inconsciente, les processus inconscients agissant en silence pour se faire entendre. De ce fait, peut s'énoncer dans cette mouvance, un faire et un réalignement du faire de l'acte de travailler. Il n'est de réalité que construite et partagée entre les sujets au cours d'actions entreprises ensemble.
C'est seulement par cette bienveillance du respect de la parole de chaque travailleur avec ses propres compétences au sein du collectif, qu'une évolution des buts communs serait possible puisqu'elle ne peut que faire sens pour tout à chacun.
Le langage édifie l'action et les processus d'identification en sont le préalable, *« L'individu a des devoirs envers la communauté dans laquelle seul le libre et plein développement de sa personnalité est possible. »* [77]
Créer du lien en coopération est une source d'un travail vivant qui gouverne sous l'émancipation, en avançant avec d'autres, par la création de valeurs, et ce, jusqu'aux portes de la Cité.

---

[77] Article 29-1 de la Déclaration universelle des droits de l'homme. (ONU)

Faisons en sorte que cette compétence sociale soit le moyen de développer la capacité de mobiliser les sujets et leurs ressources de savoir-faire et de savoir-être.
Insistons pour que nos perceptions se croisent et se centralisent sur des issues plus qu'heureuses et réalisons ces efforts pour un mieux travailler ensemble.

L'exemple que j'ai choisi de partager avec vous maintenant, est une expérience que je considère comme une *« Poïétique du vivant collective au travail »* qui repose sur l'ensemble des ressources psychosociales du collectif créé au sein de l'EPS « Les Lilas ». L'équipée de l'EPS « Les Lilas » me laissera ce sentiment heureux d'avoir pu échanger des valeurs communes de soutien, d'ingéniosité, d'entraide avec déontologie dans une organisation latérale et collective…

La présentation de cette étude de cas, a aussi pour objectif de démontrer aux politiques et aux dirigeants, qu'ils doivent admettre que la mise en place de projets de restructuration, notamment ceux qui touchent la santé, doivent être porteur d'un vrai sens commun de coopération. Ces projets ne peuvent être fondés sur un leurre ou sur une obéissance aveugle des travailleurs.
Car comme le dit si bien Cynthia Fleury *« L'hôpital est un bien commun, comme quelque chose que nous avons en partage, constitutif de la Cité. »*[78]

[78] Cynthia Fleury philosophe, psychanalyste, maître de conférences à l'Institut d'études politiques de Paris. (IEP)

Le choix de la Poïétique du vivant, collective au travail

Historique

Pendant de nombreuses années (2001 à 2013), les deux entités juridiques différentes, l'établissement public de santé « les Lilas » et l'EHPAD « Ephémère » ont été dirigés par une dizaine de directeurs par intérim à temps partiel. À chaque fois, le même directeur par intérim était nommé pour la gestion des deux établissements. Gestion des plus difficiles, par le temps passé sur site, comme une double peine pourrais-je dire. Il est vrai qu'organiser des instances multipliées par deux à chaque fois n'est pas tâche facile et demande beaucoup d'énergie et de compétence, pour la gestion sanitaire de 73 lits et la gestion médico-sociale de 59 lits sur un même bâtiment.

Selon l'observatoire des EHPAD de janvier 2013, il apparaît que la structure idéale, d'un point de vue financier et rentabilité d'un EHPAD public, se doit d'offrir un minimum de 80 lits. Certes, les 59 lits d'un EHPAD autonome intégré dans une structure sanitaire sont loin d'avoir une rentabilité adéquate…

Situation complexe quand nous savons qu'en 1989 l'EHPAD « Éphémère » a été transféré sur le site de EPS « Les Lilas », car les travaux de son bâtiment, au titre d'un legs tenu à une obligation de construction et d'entretien, devenaient trop coûteux pour le Conseil Départemental. Conséquence, la commune rachetait le patrimoine par un franc symbolique…

En 2015, la commune tirera bénéfice de ce patrimoine laissé à l'abandon, en le revendant à une association pour un million six cent mille euros.

SROS-PRS[79] Confusion et désordre

Finalement, au regard de cette situation complexe, le choix de l'ARS n'a-t-il pas été d'affaiblir les forces en présence de l'établissement « les Lilas » afin de mettre son projet en œuvre ? Un projet se révélant contraire au SROS-SSR,[80] c'est-à-dire un projet ayant pour but de déstructurer l'établissement public de santé « les Lilas » pour le supprimer, au profit de l'EPS « les Ronces » et de l'EHPAD « Éphémère ». Ces raisons secrètes, non définies clairement, et non formulées ont engendré un grand malaise à l'est du département. De plus, ce projet impactait la réponse aux besoins et l'accessibilité de l'offre de soins de ce territoire. (Perte de 32 lits de SSR et de 30 lits d'EHPAD) En effet, le SROS-PRS n'indiquait en aucun cas que l'EPS « les Ronces » était le site unique en SSR. Le document du CPOM[81] de l'EPS « les Lilas » signé par la directrice par intérim en 2012, aussi directrice de l'EPS « les Ronces », non par contingence, ne se substitue pas au code de la santé publique qui confère au Conseil de Surveillance le pouvoir de décider ou non d'une cession de lit et de son autorisation. Voici la configuration imagée de ce projet de restructuration :

---

[79] Schéma Régional d'Organisation Sanitaire.

[80] Le SROS-SSR préconise « le regroupement de plateaux techniques visant à une prise en charge de qualité, sécurisée et spécialisée, avec la disparition de deux sites autorisés en SSR adultes en hospitalisation complète. Cette suppression est liée à 2 regroupements de 2 structures existantes sur ce même territoire sans impacter la réponse aux besoins et l'accessibilité de l'offre de soins de ce territoire ». Par ailleurs, le SROS SSR, le PRIAC (programme interdépartemental d'accompagnement des handicaps et de perte d'autonomie) et le schéma gérontologique départemental ne visent pas une restructuration de l'offre médico-sociale EHPAD entre l'EPS « les Ronces » et l'EHPAD « Éphémère ».

[81] Le Contrat pluriannuel d'Objectifs et de Moyens.

Projet de regroupement de lits SSR et de lits d'EHPAD, Soutenu par l'Agence Régionale de Santé et le Conseil Départemental

Transfert des 73 lits EPS « Lilas » sur EPS « les Ronces »

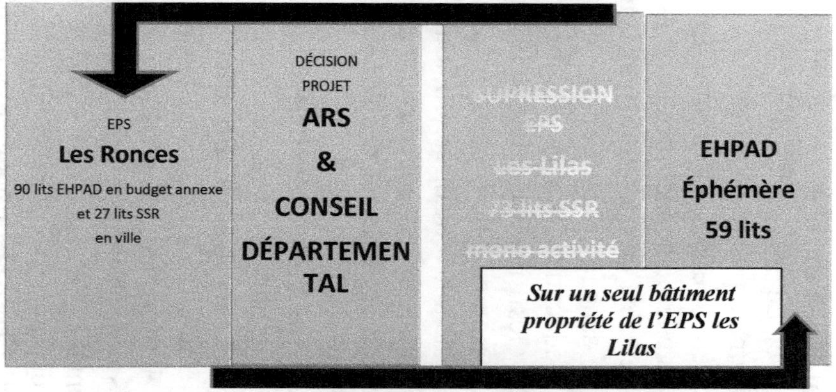

Transfert seulement de 60 lits d'EHPAD sur 90 lits de l'EPS « les Ronces » antérieurement transférés dans l'arrière-pays (perte de 30 lits) pour dans une seconde phase les intégrer sur l'EHPAD « Éphémère » (non-propriétaire). Passage de 59 lits à 119 lits au lieu de 149 lits.

Un nouvel espoir

Alors que penser de la surprise de la nomination d'un directeur à temps plein dans l'établissement EPS « les Lilas » en avril 2013 par l'ARS, ce choix ne devenait-il pas contradictoire ?

Ne donnait-il pas un espoir de rebâtir un établissement à la hauteur des valeurs et de la qualité des soins que doit garantir tout établissement public de santé ?

En effet, pendant cette période d'environ trois ans, la nouvelle direction avec le personnel médical s'est attachée à remettre du sens et de l'organisation pour une reprise optimum de l'activité dans la prise en charge de qualité en soins de suite et de rééducation. L'accréditation en 2016 de l'établissement EPS « les Lilas » par la Haute Autorité de Santé et cela sans recommandations ne confirmait-elle pas la bonne gestion de cette nouvelle direction, tout en sachant que l'établissement était l'un des seuls du département pour ne pas dire de la région, à présenter des bénéfices sur son compte financier ?

Mais cela ne s'arrête pas là, la directrice de cette époque s'est attachée à régulariser également la situation patrimoniale de l'EPS « les Lilas ». En effet, le bâtiment changeait de propriétaire, nous en avions la confirmation. À partir de 2014, il devenait un patrimoine hospitalier appartenant à l'EPS « Les Lilas » et non une propriété du Conseil Départemental…

Sans compter que depuis 1989, l'EPS « Les Lilas » a été bien généreux avec l'EHPAD « Éphémère » ou plutôt avec le Conseil départemental puisqu'il en avait le legs… En effet, l'EPS « Les Lilas » n'a perçu aucun loyer pour l'hébergement des résidents de l'EHPAD « Éphémère ». Le cadre juridique n'existait pas. Malgré l'arrivée de la nouvelle direction et sa demande, le service des domaines

n'a pas tenu à intervenir pour déclarer une estimation de la valeur locative des locaux. Pourquoi les directeurs par intérim qui se sont succédés n'ont-ils pu créer un bail emphytéotique avec le Conseil départemental pour régulariser cette déviance ?
À vrai dire la direction commune entre les deux établissements ne permettait guère de réaliser l'objectivité nécessaire à la bonne gestion de leur patrimoine.

Que d'argent non dépensé par le Conseil départemental qui est tenu à une obligation de construction et d'entretien par son legs et que d'argent non perçu par la sécurité sociale !

Pourquoi toutes ces actions de régularisation faites par la direction sont-elles devenues si dérangeantes ? Pour qui ? Que sont devenues les valeurs d'Éthique dans le système de la Santé ?

Je préciserais que le président du Conseil de Surveillance de l'EPS « Les Lilas » est également président du Conseil d'administration de l'EHPAD « Éphémère », mais il est également vice-président du Conseil de Surveillance de l'établissement « Les Ronces », ainsi que conseiller départemental.
Comment aurait-il pu assumer ses diverses fonctions cumulées dans ces enjeux financiers ?
À défaut de devenir schizophrène ou d'éviter un conflit d'intérêts, ne valait-il pas privilégier la démission de certaines fonctions pour clarifier son positionnement ?

Un projet commun basé sur une obligation

C'est en juin 2015, lors d'une première réunion du comité de pilotage que la délégation territoriale commença par faire une pression sur les membres du Conseil de Surveillance de l'EPS « les Lilas » afin d'obtenir une délibération de cession des lits au profit de l'établissement « Les Ronces » sans l'expliquer directement et surtout en insistant lourdement sur un soi-disant *projet commun partagé*...
Cette délibération demandée par la délégation territoriale n'était-elle pas illégale puisque pour rappel, l'établissement « Les Lilas » était en mono activité c'est-à-dire qu'il ne détenait que des lits de SSR ?
Le choix de l'ARS n'évoquerait-elle pas une préférence par une suppression déguisée ?
Un projet dit *partagé* et présenté comme celui-ci vous paraît-il respecter des sujets hospitaliers œuvrant à la continuité du service public ?
Par ailleurs, l'autorisation de l'établissement « Les Lilas » d'exercer son activité en SSR a été réduite jusqu'au 31/01/2017 par décision de l'ARS. Il faut bien se rendre à l'évidence que cette décision a été vécue par l'ensemble du personnel comme une pression.
Le rouleau compresseur de l'armée d'invasion, tel un cheval de Troie, avançait inexorablement sans totale transparence dans les décisions prises, sans dialogue constructif, et en refusant un protocole d'accord pour les emplois.
Comment obtempérer à ce dictat alors que les capacités en SSR et en EHPAD n'étaient déterminées que par des études de faisabilité architecturale pour définir le dimensionnement en lit de leur projet ? N'est-il pas primordial de réaliser au préalable un projet médical et une

étude sur les besoins de la population du territoire à l'est du département ?
Comment faire entendre à l'ARS et le Conseil départemental que le Conseil de Surveillance « Les Lilas » en délibérant sur un travail à l'élaboration d'un projet commun dont les conséquences sociales, patrimoniales juridiques et financières soient définies, a contrario de leur désidérata de l'obtention d'une cession de lits, n'était qu'un acte et une action ressource collective ?
Comment douter et ne pas adhérer aux propositions d'un projet médical commun et de l'engagement de l'équipe médicale de l'établissement « Les Lilas » à créer un pôle d'excellence à l'Est du département et en adéquation avec les besoins de la population, c'est-à-dire, s'inscrivant dans une filière gériatrique complète ?
Les projets sensibles basés sur des secrets et des non-dits ne finissent-ils pas toujours par générer un bon nombre de risques psychosociaux ?
A contrario, la participation aux réunions de cette *Poïétique*, *collective* « les Lilas » au travail, l'apport de suggestions, de propositions, d'un vouloir modifier le projet unilatéral de l'ARS en un projet commun partagé, et cela, avec cohérence a démontré que ces ressources psychosociales ne pouvaient qu'être salvatrices pour chacun de nous grâce à la solidarité renforcée par ce collectif « les Lilas » au travail. Ces ressources puisées au sein de cette coopération au travail, a constitué un maillon entre l'intelligence, l'habilité, et l'ingéniosité présente à l'état potentiel de chaque sujet dans ce collectif, et un ajustement de ces qualités, dans une contribution à la santé et à la cité de l'autre.
Peu de personnes s'étonneront du choix qu'a fait cette *Poïétique collective* « Les Lilas » de faire appel au ministère de la Santé, car quand on fédère les intelligences

singulières, elles sont inscrites dans une dynamique collective commune qui est courageusement active.
Lors de notre activité déontique,[82] nous avons mobilisé de grandes ressources afin d'ouvrir le débat sur la conception et les prescriptions qui encadraient notre travail par ce projet. Par cette saisine de la ministre de la Santé, nous voulions rendre compte de notre désir de coopération. C'est ainsi que nous nous sommes autorisés à formuler des critiques afin d'expliquer les conditions de travail et nous avons dénoncé les dysfonctionnements de ce projet de restructuration. Il est regrettable que ceux qui nous gouvernent c'est-à-dire, la délégation territoriale de ce département, l'ARS et le Conseil départemental, aient rendu la coopération impossible pour cause d'une coordination autoritaire, et bureaucratique…

« Pour Gadamer, le fondement ultime de l'autorité réside dans un acte d'acceptation et de reconnaissance et non un acte de soumission et d'abdication de la raison. »[83]

Et maintenant, allons explorer notre recours à l'autorité par cette saisine.

---

[82] La logique déontique (du grec déon, déontos : devoir, ce qu'il faut, ce qui convient) tente de formaliser les rapports qui existent entre les quatre caractéristiques d'une loi : l'obligation, l'interdiction, la permission et le facultatif.
[83] Gadamer, *Vérité et méthode*, 1976, p.118.

Activité déontique :
Saisine de Madame la Ministre de la Santé

« Les membres du comité d'hygiène de sécurité et des conditions de Travail de l'établissement public de santé "les Lilas" se sont réunis en CHSCT extraordinaire le 14 mars 2016 afin de valider en instance la saisine de madame la ministre de la Santé. Les membres du CHSCT sollicitent de votre haute bienveillance, de bien vouloir prendre en considération notre analyse sur la prévention des risques professionnels et notre réflexion, au titre de complément d'information que nous voulons apporter au dossier de recours hiérarchique, formé par la direction de l'EPS "les Lilas" et cosigné par monsieur le président du Conseil de Surveillance du SSR "les Lilas", le 19/10/2015 et de la réponse faite par vos services en date du 12 novembre 2015.

En effet, nous constatons suite à la décision de l'ARS de limiter l'autorisation de fonctionner de l'EPS "les Lilas" jusqu'au 31 janvier 2017, un risque d'altération de la santé et de la sécurité des salariés du SSR "les Lilas" qui pourrait se traduire par un malaise général, synonyme de souffrance au travail. Ces maux doivent être pris très au sérieux par votre autorité autant que nous le faisons, par les mesures prises par la direction, la référente des risques psychosociaux en lien avec les instances de l'établissement. Inquiets, par le projet informel de supprimer l'établissement public de santé "les Lilas" par transfert de ses 73 lits sur le Centre Hospitalier "Les Ronces", sans concertation préalable, la responsabilité et le devoir du CHSCT de l'EPS "les Lilas" est de vous saisir d'une procédure d'alerte ».[84]

---

[84] Article L 4614-12 du Code du travail deuxième alinéa 2° en cas de projet important modifiant les conditions de santé et de sécurité ou les

Nous vous sollicitons afin de bien vouloir diligenter une enquête ministérielle par expertise afin de temporiser la situation qu'opère à la hâte l'ARS au regard de choix préétablis et que celle-ci pilote.
Pour preuve, le Centre Hospitalier « Les Ronces » a lancé au mois de janvier 2016, un appel d'offre de travaux pour la réalisation d'un pôle d'excellence SSR de 68 lits. La légitime inquiétude de l'ensemble des personnels est renforcée par l'élaboration d'un projet PTD du CH « Les Ronces » précipité (seulement 2 réunions) n'intégrant pas architecturalement les éléments relatifs au fonctionnement tel que le soulèvent les professionnels de l'EPS « les Lilas » y participant et surtout en l'absence de projet médical préalable qui est la base de tout projet de santé.

De plus, cet établissement a engagé la démarche de « déporter » soixante de ses résidents de sa propre maison de retraite (EHPAD public de 90 lits – perte de 30 lits) dans l'arrière-pays sur l'un des sites le plus vétuste. (travaux de réfection aussi à faire par le CH « Les Ronces ») Cette annonce a été faite pendant l'été 2015 pour un transfert des résidents au plus tard en avril 2016, avant même que les groupes de travail sur un projet commun ne soient établis. Mais, nous savons que le représentant des usagers et le collectif des usagers du Centre Hospitalier « Les Ronces »

---

conditions de travail, prévu à l'article L. 4612-8-1. (Le comité d'hygiène, de sécurité et des conditions de travail est consulté avant toute décision d'aménagement important modifiant les conditions de santé et de sécurité ou les conditions de travail et, notamment, avant toute transformation importante des postes de travail découlant de la modification de l'outillage, d'un changement de produit ou de l'organisation du travail, avant toute modification des cadences et des normes de productivité liées ou non à la rémunération du travail.) Les conditions dans lesquelles l'expert est agréé par l'autorité administrative et rend son expertise sont déterminées par voie réglementaire.

vous ont déjà fait part de leur indignation, de leur colère, de leur tristesse, de leur angoisse et de leur incompréhension dont les familles et les résidents concernés font l'objet par cette « déportation ».

ANALYSE DE LA SITUATION

Il est utile de souligner que selon les articles L4612-1, L4612-2, L4612-3, L4612-5 et L4612-12 du Code du travail, la mission du CHSCT consiste à contribuer à la protection de la santé physique et mentale et la sécurité des travailleurs de l'établissement, devant en outre contribuer à l'amélioration des conditions de travail, analysant les risques professionnels et la prévention à mettre éventuellement en place.
Le CHSCT a fait également appel à la référente RPS de l'établissement.
En page 101, un schéma représentant la photographie de la situation globale à l'est du département, les membres du CHSCT ont voulu faire figurer les trois établissements concernés, en indiquant leur situation sur le terrain de ce projet de regroupement de lits SSR et de lits d'EHPAD, soutenu par l'agence régionale de santé et le Conseil départemental dans le cadre du SROS-PRS.

PRÉSENTATION DU CONTEXTE

Ce projet concerne un premier établissement public de Santé, le Centre Hospitalier « Les Ronces » qui est situé au centre-ville qui détient en outre, 27 lits de SSR (en dotation globale), 30 lits d'USLD et 90 lits d'EHPAD en budget annexe.

L'autre établissement public de santé, l'EPS « les Lilas », est à 4 kilomètres. Il détient 73 lits de SSR polyvalents et il est aussi en dotation globale de financement. Il a créé 4 programmes d'éducation thérapeutique en ambulatoire autorisés par l'ARS, depuis 2013 et 2014.
L'EHPAD « Éphémère » détient 59 lits et 14 places PASA créées depuis avril 2015. L'EHPAD « Ephémère » est également à 4 kilomètres puisqu'elle est hébergée depuis 1989 à titre gratuit par le SSR « les Lilas », propriétaire du bâtiment qui supporte la logistique des deux établissements.

Il est utile de souligner également que le Conseil départemental se devait de réhabiliter les EHPAD publics et la Cour des comptes n'a pas encore eu le privilège de s'y intéresser. Malheureusement, depuis 1989 le Conseil département a fait preuve de carence dans ce domaine pour l'EHPAD « Éphémère », qui à l'origine provient d'un legs accepté par le Conseil départemental en 1933. Ce legs accepté lui donnait déjà à l'époque et lui donne toujours la responsabilité particulière, celle d'une obligation de construction et d'entretien de l'EHPAD « Éphémère ».

Pourquoi n'y a-t-il rien fait ?

En ce qui concerne le projet soutenu par l'ARS, c'est en réalité la suppression d'un établissement de santé, le SSR « les Lilas » par transfert de ses lits sur le Centre Hospitalier « les Ronces », et par limitation de son autorisation (31/1/2017).
Un choix politico-économique pour libérer la structure du SSR « les Lilas », afin d'accroître les lits d'EHPAD « Ephémère » sans formalisations.
Les membres du CHSCT constatent que nous sommes face à une suppression déguisée, informelle et surtout sans débat avec le SSR « les Lilas ». En effet, au regard de la

réglementation, un EPS peut être supprimé lorsque l'autorisation est retirée ou n'est pas renouvelée (autorisation de fonctionnement du SSR « les Lilas » limitée au 31 janvier 2017) et le directeur de l'ARS prend sa décision sur un dossier comportant des délibérations des Conseils de Surveillance, et les justifications de la suppression et ses conséquences, notamment sociales, financières et patrimoniales.
Dans ce contexte complexe et du choix politico-économique du sanitaire et du médico-social de l'ARS, les membres du CHSCT s'interrogent, sur le choix d'un passage en force de l'ARS qui privilégie le CH « les Ronces » au détriment du SSR « les Lilas ».
Pourquoi l'ARS ne nous a-t-elle pas présenté les justifications des conséquences sociales, financières et patrimoniales alors que notre direction n'a cessé de les saisir sur ce point et de les solliciter depuis 2013, pour faire un travail sur ces thématiques en partenariat avec le CH « les Ronces » ?
Nous vous demandons de bien vouloir éclaircir ce point par vos investigations.

De plus, lors des réunions du 11/6/15 et 14/12/15, le délégué territorial de l'ARS a établi des procès-verbaux. Les représentants du personnel du SSR « les Lilas » qui participaient ont demandé des garanties sur les emplois et adressé le 20 juillet 2015 les observations complémentaires au procès-verbal de l'ARS, car il ne correspondait pas à la réalité des débats. La Commission médicale d'établissement (CME) du SSR « les Lilas » a également fait ses observations.

Quant à la réunion du 14/12/15, une synthèse a été réalisée par la direction, les médecins et les représentants du personnel du SSR « les Lilas » et transmise le 15/12/15 à la Délégation territoriale.

L'accompagnement au changement politico-économique de l'ARS et le Conseil Départemental

L'accompagnement au changement de l'ARS et du Conseil départemental ne s'est traduit que par deux réunions préalables, avec l'annonce de ce projet de transfert de lits sans concertation. À noter enfin une mise en place six mois après, de trois groupes de travail (Copil, projet SSR, projet EHPAD), alors que le projet semble déjà défini et initié par eux, sans qu'il soit formalisé pour nous.

L'accompagnement au changement du « collectif au travail » de l'EPS « les Lilas »

« Le collège considère que la notion de risques psychosociaux ne doit pas impliquer l'idée que les travailleurs seraient passifs par rapport à leur environnement, mais qu'il convient au contraire d'inclure dans l'examen de ces risques leurs possibilités d'agir » [85]
La suppression du SSR « les Lilas » par choix politico-économique des tutelles, ne doit pas être supportée par les personnels de cedit établissement, puisque c'est un établissement sain financièrement (sûrement l'un des seuls du département, région ?) et propriétaire de ses murs ainsi que les terrains d'assise de ceux-ci.
Curieusement, le service des domaines saisi par notre direction depuis février 2014 n'a toujours pas donné

[85] Le rapport du Collège d'expertise sur le suivi des risques psychosociaux au travail, rédaction assurée par Michel Gollac et Marceline Bodier faisant suite à la demande du ministre du Travail, de l'Emploi et de la Santé.

l'évaluation du patrimoine immobilier et de la valeur locative correspondant aux locaux utilisés par l'EHPAD « Éphémère » depuis 1989.

Un tel manquement ne serait-il pas de nature à cautionner un détournement de fonds publics depuis 1989 ?

Aujourd'hui, cette suppression ne peut être envisagée et encore moins acceptée par l'ensemble du personnel du SSR « les Lilas », et ce, même si le Centre Hospitalier « les Ronces » met dans la précipitation, son projet à exécution, tel un rouleau compresseur, par un pseudo projet commun partagé entre eux, c'est-à-dire, avec l'accord implicite de l'ARS, du Conseil départemental. Cela sans associer le collectif au travail du SSR « les Lilas ».

Alors que faire ?

La Poïétique du vivant collective au travail du SSR « les Lilas » a fait le choix (dont le CHSCT fait partie) de s'engager contre cette incompréhension et cette injustice afin de déployer toutes ses ressources collectives possibles, premièrement pour devenir acteurs et sujets des décisions sur l'avenir de l'établissement dans lequel ils travaillent. Deuxièmement, face aux risques psychosociaux que cette situation d'incertitude engendre, c'est de prendre « Les mesures nécessaires pour assurer la sécurité et protéger la santé physique et mentale des travailleurs »[86] *par les*

---

[86] En ce qui concerne la santé et la sécurité au Travail, c'est l'Article L4121-1 qui est mis en vigueur le 1er mai 2008, qui oblige l'employeur à prendre les mesures nécessaires pour assurer la sécurité et protéger la santé physique et mentale des travailleurs. Ces mesures comprennent :
1° des actions de prévention des risques professionnels ;
2° des actions d'information et de formation ;
3° la mise en place d'une organisation et de moyens adaptés.

missions qui nous sont confiées. Notamment celle d'accompagner les personnels, si un tel changement venait à se réaliser. (Toutes les conséquences des risques psychosociaux qui coûteraient très cher à la Sécurité sociale : perte emplois, dépression, suicide... ?). Devant ces décisions unilatérales, c'est également la solution pour prévenir des conséquences sociales dues aux licenciements qui pourraient être opérés et engendrés par cette situation d'exclusion et de suppression.

Procédure entachée de concurrence déloyale :

Le fait que l'ARS attribue 30 lits SSR avec spécialité des personnes âgées polypathogiques dépendantes ou à risques de dépendance (PAP) au Centre Hospitalier « les Ronces » augmente sa capacité en lits jusqu'à 57 lits dans des conditions que la juridiction administrative devra trancher. (Tribunal administratif SSR « les Lilas »)
En effet, au procès-verbal de la Réunion du 11 juin 2015 de l'ARS, il est explicitement inscrit « que la spécialité PAP du centre hospitalier "les Ronces" permettra d'améliorer la qualité de la prise en charge » alors que la réunion du CSOS ne s'est déroulée que postérieurement, le 20 juillet 2015 soit plus d'un mois après. La décision du directeur de l'ARS attribuant les lits PAP, ayant quant à elle été prise le 6 août 2015. [87]
Comment le délégué territorial de l'ARS peut-il annoncer qu'il alloue les lits PAP (11 juin 2015) à la direction du CH « les Ronces » alors même que la commission pour avis

---

L'employeur veille à l'adaptation de ces mesures pour tenir compte du changement des circonstances et tendre à l'amélioration des situations existantes.

[87] (Synthèse Tableaux — Syndicat EPS les Lilas — tribunal administratif 12/10/15 et le référé en urgence enregistré le 15/3/16, audience le 30/3/16).

préalable obligatoire (CSOS) ne s'est même pas encore réunie pour porter un avis sur les dossiers des autres promoteurs qui en font la demande ?
Comment l'ARS peut-elle valider une telle organisation sans respect des conditions imposées quant aux spécialités des personnels médicaux ?
Si ce n'est pas par violation des textes réglementaires et de la loi…

Un changement politico-économique sans besoins SSR identifiés

Dans son projet unilatéral, le Centre Hospitalier « les Ronces » porte ses travaux sur 68 lits SSR, dont 30 lits PAP, il ne lui manque que 11 lits, pour atteindre les 68 lits prévus par l'opération.
Sur 73 lits de SSR polyvalents du SSR « les Lilas », 62 lits de SSR polyvalents seront purement et simplement supprimés. Dans ce choix politico-économique du transfert de lits et de la suppression du SSR « les Lilas », les conséquences sociales et psychologiques ne pourront qu'être conséquentes par les pertes inévitables d'emplois engagés.
Si un tel changement s'opérait, il serait primordial que ce changement soit en adéquation avec le réel besoin de prise en charge en soins à l'est du département. Une population essentiellement retraitée.
Aucune étude n'a été faite, aucune étude ne nous a été transmise.
Par ailleurs, le Président du Conseil de Surveillance du SSR « les Lilas » a été saisi par monsieur le député MAIRE, concernant la possibilité d'accueillir au sein du SSR « les Lilas » 15 à 20 lits de résidents de l'EHPAD du CH les Ronces puisqu'une grande partie des résidents de l'EHPAD « les Ronces » résistent à être « déportés » dans

l'arrière-pays. La direction, l'équipe médicale du SSR « les Lilas » et de l'EHPAD ont étudié cette demande. Ils ont indiqué lors de la réunion du 14/12/15 que le service de SSR « les Lilas » n'est pas adapté à l'hébergement des personnes âgées dépendantes.
De plus, ils avaient déjà antérieurement formulé des propositions différentes par courrier du 24/11/15 permettant de maintenir les résidents du CH « les Ronces » sur leur commune de vie.

Un service SSR est-il autorisé à hospitaliser des personnes ne relevant pas d'une prise en charge en SSR et de plus à la charge de l'assurance maladie ?

PROPOSITIONS DU CHSCT

1/Proposition en cours

Suite au recours hiérarchique de la Direction du SSR « les Lilas », nous demandons à ce que la présente lettre ainsi que les annexes soient jointes au dossier, les éléments d'informations complémentaires apportés étant particulièrement déterminants.

2/Nouvelle proposition

Un autre type de transfert de lits pourrait se réaliser entre les trois établissements, le Centre Hospitalier les Ronces, l'EHPAD « Ephémère », et le SSR « les Lilas ».

C'est une proposition à moindre coût, par rapport à toutes les décisions ou projet pris jusqu'alors par l'ARS sur ce regroupement des lits SSR SROS-PRS, sans étude préalable, sans concertation avec les acteurs de terrain, sans vision d'une véritable filière gériatrique actuellement absente du territoire de santé de l'Est du département.

En effet, le Centre Hospitalier les Ronces détient 30 lits USLD et 27 lits de SSR, total 57 lits et une autorisation de 30 lits PAP.

Et l'EHPAD « Éphémère » détient 59 lits.

Pour que le regroupement des lits SSR soit établi en lien avec le SROS-PRS avant fin janvier 2017, il suffirait de transférer les 57 lits (30 USLD + 27 SSR) du CH « les Ronces » sur le SSR « les Lilas » pour en faire un pôle d'excellence de 100 lits + 30 USLD. Comme il est nécessaire pour la population locale que la ville de préserver son hôpital, le CH « les Ronces » serait l'établissement référent dans le cadre juridique de la création d'un groupement hospitalier de territoire. (GHT) Ensuite, le collectif au travail du SSR « les Lilas » pourrait proposer de transformer 30 lits SSR polyvalents en 30 lits de PAP, sans aucune difficulté puisque l'établissement dispose en interne, des spécialistes listés dans les recommandations. Cette spécialité pourrait être mise en œuvre dès lors de l'ouverture du prochain SROS-PRS en 2017.

Quant aux 59 lits d'EHPAD « Éphémère », ils pourraient rejoindre les 60 lits d'EHPAD du CH « les Ronces » ou sur une autre structure publique au centre-ville, selon les décisions qui incombent au Conseil départemental et la Délégation territoriale de l'ARS. Les lits d'EHPAD publics seraient préservés au centre-ville. Un point important que les tutelles appuient habituellement en préconisant la préservation du lien social des personnes âgées.

Ce choix, sans nul doute, contenterait toutes les familles qui souffrent de voir leurs parents et grands-parents « déportés » dans l'arrière-pays sans qu'ils puissent terminer leur existence et mourir dans la ville où ils sont nés, où ils ont vécu, exercé leur profession, et rempli leurs obligations de citoyenneté. Enfin, il est paradoxal que ces résidents aient toujours payé leurs impôts dans leur ville et soient aujourd'hui « déportés » d'autorité par le CH « les Ronces » avec le cautionnement des élus locaux.

Cette nouvelle proposition éviterait bien des souffrances tant au point de vue des familles des résidents, des résidents et des personnels médico-sociaux et sanitaires.

Vu la conjoncture et le déficit de l'État, l'assurance maladie pourrait faire des économies conséquentes, et ce, dans un délai très rapide... seulement si les bonnes volontés se réunissent... et si le respect de l'humain présidait les orientations et décisions devant être prises.

CONCLUSION SAISINE

Par les actions communes que nous mettons en place, par la création de notre Poïétique du vivant collective au travail, nous continuerons à déployer toutes nos ressources basées sur nos valeurs partagées. Ne sont-elles pas soulevées et explicitées à travers cet exposé ?

Ce collectif au travail du SSR « les Lilas » a pour but d'apporter auprès de l'ARS, des actions créatrices, réfléchies et discutées en commun pour une prise en charge de soins adaptée et réaliste à la population locale, sans oublier les personnels sanitaires et médicaux sociaux qui ne peuvent qu'en être les acteurs.

Un courrier cosigné par le Président du Conseil de Surveillance, la direction, l'équipe médicale, les représentants du personnel du SSR « les Lilas » a été adressé à Monsieur le Directeur de l'ARS région, afin d'avoir une audience pour lui présenter un dossier concernant un pôle d'excellence en SSR s'intégrant dans une véritable filière gériatrique.

Aucune réponse ne nous a été apportée !

En débattant dans nos réunions collectives au SSR « les Lilas » pour pointer la meilleure stratégie possible, en participant aux réunions de l'ARS, en faisant des actions, en actant des écrits par des procès-verbaux, en observant, en rentrant dans un questionnement et en soumettant des propositions, en apportant notre expertise basée sur nos compétences professionnelles et notre connaissance du terrain, nous appréhendons de mieux en mieux cette situation des plus complexe. Par cette présence et cette implication, nous devenons acteurs dans ce système politico-économique que l'ARS a construit préalablement sans nous et sans débat. Nous confirmons notre désir et

notre volonté de nous intégrer dans un projet commun cohérent de filière gériatrique malgré la volonté de nous exclure et de nous supprimer. Force est de constater que l'ARS ne s'est pas appuyée sur les compétences et les connaissances des professionnels du SSR « les Lilas », acteurs locaux au quotidien.
Certes, aujourd'hui les forces en présence semblent inégales, mais les compétences et les ingéniosités de chacun dans cette Poïétique du vivant collective au travail du SSR « les Lilas », pourront contribuer grâce à notre persévérance et surtout à votre écoute, ainsi qu'à celle de votre ministère, à une vraie ouverture, au mieux à un débat, ainsi qu'à des modifications cohérentes à venir par nos actions. Les actions sur ce projet initial de l'ARS non communiquées, non partagées devront devenir réellement un projet commun partagé par tous, en le rendant clair, cohérent et vivant, quitte à stopper le rouleau compresseur afin de temporiser et d'engager une vraie réflexion sur les décisions à prendre entre les acteurs locaux et les experts ministériels de vos services. De plus, vos experts pourront également apporter d'autres solutions pour dénouer la situation en prenant en compte les risques psychosociaux. Ils seraient garants du rejet des intérêts personnels et politiques qui transpirent tout en privilégiant une politique de Santé à la hauteur de ses engagements, conformément au réel besoin de nos aînés, qui ont fait et font encore notre richesse. Sans votre intervention, les membres du CHSCT du SSR « les Lilas » ont bien peur que ce projet initial avorte ou n'apporte pas l'effet escompté à long terme par son incapacité à évoluer...

D'autre part, les tutelles devront prendre en considération tous les professionnels de la santé concernés du terrain et en s'assurant que les décisions prises par ces mêmes tutelles n'engendreront pas des risques psychosociaux, car ceux-ci ne pourront que se produire par cette situation de suppression incompréhensible et non justifiée à venir et informelle, car toutes les conditions en sont réunies.

De plus, il serait injuste de penser que le SSR « les Lilas » n'a pour seule finalité le sauvetage du CH « les Ronces », après avoir sauvé et financé depuis 1989 l'EHPAD « Éphémère » sur une base conséquente d'environ 248 000 euros par an (clarification des charges de personnel), évaluée seulement en 2014, et établie en 2014 et 2015 par la nouvelle direction nommée et présente à temps plein dans l'établissement. Les directions intérimaires et surtout temps partiel précédemment n'avaient pas jugé utile de s'y intéresser comme une rétribution pour le loyer.
Enfin, nous voulons préciser que le SSR « les Lilas » participe à la mutualisation des compétences en faisant appel à une IDE Hygiéniste du CH « les Ronces » pour améliorer les compétences internes au SSR « les Lilas ». A contrario, le CH « les Ronces » a fait appel à des candidatures extérieures pour des compétences identifiées et présentes au SSR « les Lilas » (diététique, pharmacie, qualité - gestion des risques). Vous opterez qu'une réelle coopération aurait pu faciliter le maintien de ces emplois pour l'avenir...

Si par votre écoute et votre juste analyse de la situation que nous vous présentons avec le plus de clarté possible, vous seriez dans l'optique de recevoir notre collectif au travail du SSR « les Lilas », le CHSCT ainsi que ce collectif apprécieraient de vous rencontrer, afin d'ouvrir un vrai débat sur cette situation complexe qui pose vraiment problème, tant au point de vue éthique, risques professionnels, financier et finalement tout ce qui concerne les directives de la santé publique dont vous êtes la ministre.

Nous vous invitons par ailleurs, à venir visiter et visualiser par vous-même la qualité de notre site où les patients peuvent jouir d'un environnement privilégié et d'une prise en charge adaptée de qualité, même si une restructuration hôtelière s'impose à un court terme. Une étude de faisabilité a été réalisée en 2015.

Dans l'attente de vos décisions concernant nos propositions et notre demande d'enquête ministérielle, nécessitant la venue de vos conseillers et experts sur ce projet s'intégrant dans une filière gériatrique devant permettre la garantie du maintien des emplois à l'Est du département,

Veuillez agréer, Madame la Ministre, l'expression de nos respectueuses salutations. »

Cette lettre ainsi que ses annexes sera envoyée le 14 mars 2016 à madame la ministre de la Santé ainsi qu'à monsieur l'inspecteur du Travail. Elle sera signée par le secrétaire du CHSCT et du préventeur RPS. Le Comité national des organisations sanitaires et sociales (CNOSS) se réunira le 10 mai 2016 afin d'étudier nos propositions, notre demande d'expertise et sur le recours hiérarchique de la Direction. Entre temps nous apprendrons que par décision de 6 avril 2016, l'ARS a accordé la cession de nos lits du SSR « les Lilas » au CH « Les Ronces », sans nous en informer. Décision illicite que nous enverrons pour information et par email au bureau du Ministère en complément de notre dossier. Par souci de transparence, nous leur avons aussi signifié que nous allions saisir le service juridique pour ester en justice au tribunal administratif afin que soit prononcée l'annulation d'une telle décision parfaitement illégale. En effet, aucune délibération de cession des lits n'avait été délibérée et validée au Conseil de Surveillance de l'hôpital.

Mon ouvrage s'appuie sur la vision globale de la situation à l'est du département, sur l'analyse des actions et sur nos demandes. Par éthique, je me suis attachée à respecter la confidentialité puisque comme vous l'avez entendu, plusieurs ressources actions de notre *Poïétique du vivant collective au travail* sont en cours de procédure…
Toujours par souci de confidentialité, j'ai attribué de nouveaux noms fictifs aux trois établissements concernés en jouant d'humour pour cette affaire complexe :

- Pour le SSR « *les Lilas* », sa devise est *« J'étais fleur, je suis cité »*.
  C'est l'établissement dans lequel je travaille, devise choisie par l'ouverture de coopération que *la Poïétique collective au travail* propose.

- Pour le CH « *les Ronces* », j'ai trouvé cette citation de William Shakespeare qui rejoint le proverbe *« qui s'y frotte s'y pique… »* illustrant la situation :
  « Oh ! combien ce monde de jours ouvrables est encombré de ronces ! ».

- Pour l'EHPAD public « *Éphémère* », qui risque bien de disparaître également dans l'arrière-pays, laissant l'ouverture à la vue mer aux maisons de retraite privée, voici la citation choisie :
  « En imaginant que quelque chose est immuable, on s'expose à le trouver un jour éphémère. »
  En effet, vu la conjoncture et la réalité de la situation, elles peuvent nous faire penser qu'aucun financement futur ne sera apporté par le Conseil départemental pour réhabiliter

cet EHPAD public « Éphémère » sur le site du SSR « les Lilas »…
Les calculs sont vites faits, en intégrant le déficit, les travaux d'extension et la reprise des personnels sanitaires en médico-social, cet EHPAD public coûterait plus cher aux résidents qu'une maison de retraite privée !
Cette lettre destinée à madame la ministre de la Santé travaille malheureusement en silence passif puisqu'aucun retour n'a été effectif.
Ce qui nous amène à une certaine opacité politique menée par nos élus et qui confirme la volonté des tutelles de supprimer les petits et moyens établissements publics de santé et de proximité. Sans oublier d'énoncer ce fameux et évident passage des maisons de retraite publiques dans le domaine privé…

Lors de nos alertes jusqu'au ministère, le but de notre *Poïétique collective au travail* était de réinstaurer principalement le « Tiers », non seulement le tiers symbolique que peut représenter le Ministère par ses fonctions d'autorité, mais également le tiers analytique, une dialectique subjective des sujets qui partagent un lieu où la parole se livre. Puisque la parole ne pouvait plus circuler avec les autres, notre choix collectif se basait d'abord sur le fondement d'une coopération dans notre établissement pour promouvoir ensuite une coopération entre les sujets des trois établissements publics et les sujets de l'ARS du département et de la région. Non seulement libérer cette parole, mais donner du sens en soumettant des délibérations, en créant un vrai projet de filière gériatrique en réaction à la situation de suppression de l'EPS « Les Lilas ». Ce challenge était de garantir l'accès aux soins SSR à la population de l'Est du département qu'elle risquait fortement de perdre. Cet engagement était de suivre cet objectif commun d'une *Poïétique du vivant collective* au

travail, pour apporter aux patients et aux résidents une prise en charge de qualité par les professionnels de la santé tout en préservant leur emploi.
Dans cette réorganisation sanitaire et médico-sociale imposée par l'ARS, et par notre demande subversive, il était question d'une manière ou d'une autre de rentrer dans un processus où chaque acteur puisse effectivement s'approprier un certain débat avec les autres.
Donner sa propre opinion par une prise de parole en fonction de ses compétences et sans perdurer dans cette méfiance instaurée par des non-dits que l'agence régionale de santé générait elle-même.
Libérer la parole n'est-il pas le propre d'une prévention basée sur les ressources psychosociales afin que les sujets puissent se retrouver dans les valeurs d'un travailler ensemble ?

Actuellement il est dénoncé l'absence de moralité de nombreux acteurs face à leur responsabilité politique.

Le dernier cas présenté et détaillé ne fait que confirmer, outre l'absence de moralité du politique et des tutelles censées être au service du public, un manque de confiance, pour ne pas dire un certain mépris des acteurs de terrain, en l'espèce du secteur hospitalier.
Si le secteur hospitalier est en souffrance, c'est en grande partie la conséquence des choix politico-économiques incohérents et non conformes avec l'approche humaine des soins, mais également, à ce silence opéré par certains responsables œuvrant au sein des ARS, sur leur manque de travail en coopération avec les équipes sur le terrain.

Alors à qui profite le crime du silence passif ?

« Si la fin ultime de toute action politique est de réenchanter le monde, c'est-à-dire de le rendre à nouveau habitable par l'être humain, notre objectif premier est clair : reconnaître d'abord ce que mon travail doit à ma subjectivité, reconnaître ensuite ce que le travail des autres doit à leurs subjectivités à chacun et à tous. »[88]

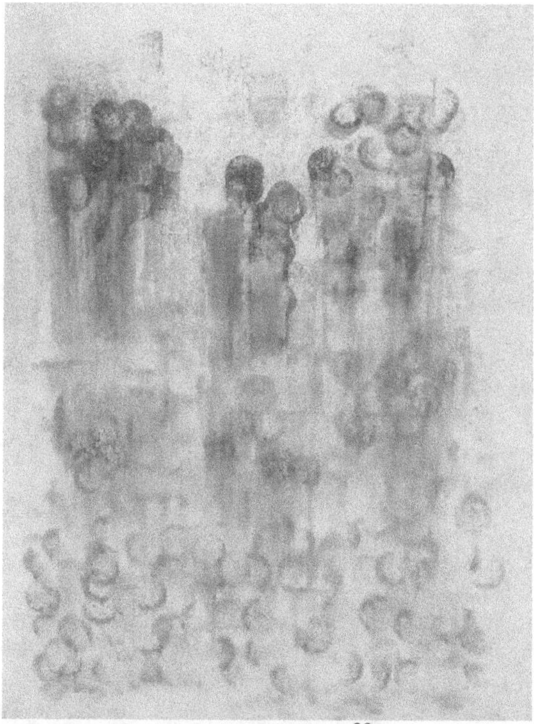

La Civilisation[89]

[88] (DEJOURS c., 2013)
[89] Carole Maire, toile huile, acrylique 40 cm X 120 cm.

Le silence passif dangereux

Aujourd'hui, nous sommes dans une société d'évaluation et de compétition. Les individus appliquent des grilles de standardisation. Ces normes restrictives induites par un scientisme absolu et son capitalisme associé offrent à la population une aliénation par un leurre dangereux. Ce leurre est celui d'être un simple objet de consommation et dans le travail, une machine humaine qui effectue sa tâche, en éradiquant peu à peu tout le côté subjectif de l'humain c'est-à-dire l'activité. La théorie psychanalytique la nomme la *forclusion du sujet*, *« ce qui est rejeté du symbolique reparaît dans le réel. Telle est la clé de ce qu'on appelle le symptôme. Le symptôme, c'est le nœud réel où est la vérité du sujet. »* [90]

L'opacité de cette politique enferme et sert de plus en plus les sujets à se taire (taceo), à ne dire mot et à appliquer les directives prescrites telles que nous avons pu précédemment l'entendre par l'ARS, le Conseil départemental, et le Ministère…

Il serait dommage que nous nous aliénions à cette façon anti démocratique dans un pays qui prône chaque jour la *« Liberté, Égalité Fraternité »*. Ce versant du silence passif pas très réjouissant est une réalité du politico-économique qui ne peut ouvrir que sur une révolution de mode de pensée et d'action de l'Homme en raison de sa responsabilité et pour ses descendants. Cette mutation où la recherche des ressources psychosociales de la *Poïétique du vivant* et à venir est l'un des moyens permettant d'accéder à des espaces pour que la subjectivité des sujets puisse à nouveau circuler.

Par cette fonction qu'est la parole qui apporte un témoignage, c'est le choix de pouvoir objectiver une

[90] (LACAN, *l'acte psychanalytique*, 1967-1968).

nouvelle réalité moins pesante et moins pathologique que l'orientation politico-économique nous impose. À nous prescrire à faire silence en nous affirmant chaque jour que tout va bien, cette réalité ne peut être unifiante et homogène puisque ces mots sont désarrimés du principe de réalité puisqu'ils n'existent pas. Ceux qui nous gouvernent ont oublié que la dimension structurale (sileo) du refoulement s'accomplit justement en silence. Cette grande masse de la subjectivité humaine accumulée, refoulée ou forclose, depuis tant d'années, nous entraîne aujourd'hui dans un chaos, celui d'une radicalisation extrémiste. Aujourd'hui, nos élus ne veulent ou ne peuvent plus s'engager pour défendre les intérêts publics.

Par ailleurs, si la laïcité est bafouée en France, il faut que nos élus prennent leur responsabilité ! Mais pas n'importe comment, car quand nous parlons de laïcité, il faut savoir de quoi nous parlons, car beaucoup font l'amalgame d'une laïcité obligatoire dans les institutions publiques[91] qui doit être présente et réellement respectée et celle qui serait imaginaire et obligatoire partout dans toute la France et tous ses lieux publics.

De plus, les journalistes nous informent chaque jour que le débat entre les actionnaires-patrons des entreprises et ouvriers ne fonctionne plus, les séquestrations ou prises d'otages en sont la preuve et les mobilisations dans la rue s'accélèrent. Dernièrement, l'exemple au salon de l'agriculture est probant. Le débat n'est pas à l'ouverture avec le genre politique ce qui engendre insultes, huées et ras-le-bol des agriculteurs…

[91] Ensemble des formes ou des structures politiques, telles quelles sont établies par la loi ou la coutume et qui relèvent du droit public : Des institutions démocratiques.

Quant à la loi travail, elle ne peut qu'engager de nouveaux conflits sociaux...
Il est à craindre que les mobilisations des jeunes et des syndicats dans la rue augmentent... Ils ne veulent plus de cette opacité politique...
Elle nous promet un bon nombre d'oppositions puisque les humains qui sont sur le terrain ne se retrouvent plus dans leur travail.

Et puis, il y a les 49 alinéas 3[92] de la constitution qui s'enchaînent à grands pas pour faire adopter la loi sans passer par le vote du parlement. Malheureusement, cela ne s'arrête pas là, le gouvernement a décidé une procédure d'urgence pour la loi santé limitant le débat démocratique parlementaire en ce qui concerne le groupement hospitalier de territoire (GHT) où la loi impose sans condition l'adhésion de tous les établissements hospitaliers publics à compter du 1er juillet 2016.
Lorsque la convivialité s'efface du travail, les espaces informels de délibération s'effacent aussi et l'on glisse vers des coordinations autoritaires et bureaucratiques...
Ces coordinations sont de la même lignée que la domination charismatique qui témoigne d'un véritable abandon personnel des sujets. Lacan l'évoque quand il parle des sujets qui se font *« la momie du premier gourou venu »* anti-émancipation où dans cette faille de ne pas savoir comment faire, peuvent se loger les gourous de tous les bords et les sujets supposés savoir tout.

---

[92] « Le Premier ministre peut, après délibération du conseil des ministres, engage la responsabilité du gouvernement devant l'Assemblée nationale sur le vote d'un projet de loi de finances ou de financement de la Sécurité sociale. Dans ce cas, ce projet est considéré comme adopté, sauf si une motion de censure, déposée dans les vingt-quatre heures qui suivent, est votée dans les conditions prévues à l'alinéa précédent. Le Premier ministre peut, en outre, recourir à cette procédure pour un autre projet ou une proposition de loi par session. »

C'est également une difficulté qui tient dans le refus de certaines directions et des élus de jouer le jeu, de s'engager dans la démarche de la coopération. Quand on s'occupe de Santé du travail, il faut travailler avec tous ceux qui sont en mesure d'apporter concrètement des modifications efficientes et partagées, pour une qualité de vie meilleure au travail.

« Ce qui ne semblera nullement étrange à ceux qui, sachant combien de divers automates, ou machines mouvantes, l'industrie des hommes peut faire (...) à comparaison de la grande multitude des os, des muscles, des nerfs, des artères, des veines, et de toutes les autres parties qui sont dans le corps de chaque animal. Considéreront ce corps comme une machine (...) est incomparablement mieux ordonnée et a en soi des mouvements plus admirables qu'aucune de celles qui peuvent être inventées par les hommes. » Discours de la méthode.

Citation de DESCARTES

CONCLUSION

« Toute personne a droit à ce que règne, sur le plan social et sur le plan international, un ordre tel que les droits et libertés énoncés dans la présente Déclaration puissent y trouver plein effet. »[93]

Tout au long de ce témoignage, j'ai voulu démontrer que chaque sujet a le choix de s'engager ou non dans des actions préventives par la recherche des ressources psychosociales afin de faire évoluer les situations difficiles que nous pouvons rencontrer dans notre travail et au cours de notre existence. L'énergie, la détermination, la création et je le dis d'une façon productive *« à corps et à cris »* ne peuvent qu'être le lot, tant il reste à faire dans tous les domaines professionnels ou autres d'ailleurs. C'est loin d'être facile, il y a des moments où la souffrance au travail nous rattrape malgré notre volonté d'avancer. Cette souffrance fait partie du quotidien des humains, tel le principe de déplaisir-plaisir de notre inconscient. C'est important d'en prendre conscience et de travailler pour que ce principe puisse à chaque fois se transformer en pulsion de vie. C'est une politique d'ouverture du vivant même si parfois, notre seul choix dans *« l'ici et maintenant »* est de se confronter à la justice pour atteindre nos convictions pour un changement bénéfique de la situation.

Comme nous avons pu le lire dans l'exemple du projet de regroupement de lits SSR et de lits d'EHPAD, un premier pas a été réalisé par les ressources psychosociales de l'établissement SSR « les Lilas ». Une création qui

[93] Article 28 de la Déclaration universelle des droits de l'homme. (ONU)

demande à s'agrandir par le désir d'impulser à d'autres que des possibilités existent pour agrandir ce cercle de coopération. Le but d'un bien-vivre ensemble au travail n'est-il pas de partager des valeurs communes et d'explorer en mettant en commun nos intelligences tout en assouplissant les stratégies des défenses pathogènes ?

« Reste à établir les conditions d'une intercompréhension : que chacun fasse preuve d'un intérêt authentique pour l'expérience de l'autre. (...) permets de lutter contre le caractère pathogène de l'organisation mise en place. Pathogène au double sens du terme : (...) c'est-à-dire la disparition de la convivialité et l'émergence de stratégies de défense qui passent par le jugement péjoratif. »[94]

Je vais maintenant clore mon témoignage tout en sachant que je ne pourrais vous informer des résultats de toutes les actions communes et des instructions pour l'annulation des décisions de l'ARS puisque toutes les actions en justice ont été supprimées par l'effectivité de la fusion au 1er janvier 2018.
Toutefois, les ressources psychosociales du vivant par la coopération restent encore sur les chemins de la subjectivité des travailleurs. Elles demandent une temporalité et une contingence dans cette réalisation aux changements.

Ce qui reste évident, c'est qu'il ne faut pas perdre l'ouverture de cet inconnu, ce trou, ce réel, qui permet que chaque sujet élabore un travail pour avancer entre le travail prescrit et le travail réel et d'en trouver un bon nombre de ressources. Restons vigilants, car c'est souvent quand cet écart se bouche que la psychopathologie du travail reprend ses droits…

---

[94] (DEJOURS C., *le choix souffrir au travail n'est pas une fatalité*, 2015), p151.

Prôner la reconnaissance et la confiance des sujets relance à chaque fois leurs choix, leurs habilités, leurs ressources, et fait évoluer leur propre subjectivité dans cet espace avec quelques autres.
Alors, sortir d'une approche en termes de risques psychosociaux pour adopter celle des ressources psychosociales est nécessaire et chercher les ressources plutôt que de s'arrêter sur les risques permet d'identifier les conditions nécessaires à la *bonne réalisation* du travail.
En tant que préventeurs RPS, nous devons préserver cet écart et le régénérer, car il est un puits de ressources pour les sujets et leur développement dans leur travail et dans la société.

Nos chemins continuent vers l'inconnu, et pas sans quelques autres…

« L’inconscient est structuré comme la Poïésis :
C’est l’inconscient de l’auteur,
Réalité du Vivant
Qui ne peut qu’être singulier
Et qui diffuse par son œuvre
Sa vie
Et sa singularité
En lien avec quelques autres. »

Carole MAIRE

« Chacun a droit à la protection des intérêts moraux et matériels découlant de toute production scientifique, littéraire ou artistique dont il est l'auteur. »[95]

Bibliographie

ANZIEU, D. (1981). *Le corps de l'oeuvre.* Edition Gallimard Collection Connaissance de l'Inconscient.

ANZIEU, D. (1981). *Le corps de l'oeuvre* . Edition Gallimard Collection Connaissance de l'Inconscient.

ARENDT, H. (1972). *Origines du totalitarisme.* POINTS ESSAI.

CAMUS, A. (2007, NOV). LA CRISE DE L'HOMME. *PHILOSOPHIE MAG N°15.*

CLOT, Y. (2010). *Le travail à coeur.*

CORIAT. (1991). *Penser à l'envers.* Christian Bourgeois Editeur.

DEJOURS, c. (2013). *TRAVAIL VIVANT.* PETITE BIBLIOTHEQUE PAYOT.

DEJOURS, C. (2013). *Travail vivant 2- Travail et émancipation.* petite bibliothèque Payot.

DEJOURS, C. (2015). *Le choix Souffrir au travail n'est pas une fatalité.* BAYARD .

DEJOURS, C. (mai 2001). Subjectivité travail et action.

DR NASIO, J.-D. (1998). *le silence en psychanalyse sous la direction du Dr J-D NASIO.* petite bibliothèque PAYOT.

[95] Article 27-2 de la Déclaration universelle des droits de l'homme (ONU)

ELIACHEFF, C. (s.d.). *A corps et à cris.* Odile Jacob.

FRANKLIN, B. (s.d.).

FREUD. (s.d.). *La création littéraire.* PUF.

LACAN. (1966). *Ecrits.* Le SEUIL.

LACAN. (1967-1968). *l'acte psychanalytique.*

LACAN. (Séance du 10/12/1974). *RSI.*

MAIRE, C. (2012). *Causelle, ma plus belle histoire d'amour c'est vous.* Société des Ecrivains.

MAIRE, C. (2014). *Poïésis I.* Autoédition.

NASIO, D. (1995). *Introduction à l'oeuvre de Freud.*

NIETZSCHE, F. (1985). *LE GAI SAVOIR.* GALLIMARD FOLIO ESSAI N°17.

RIMBAUD, A. (s.d.). *UNE SAISON EN ENFER.* POESIE GALLIMARD.

ZAY, J. (1943). *La france de demain.*

Table des matières

Santé et Médecine

aux éditions L'Harmattan

Dernières parutions

RAISON PERDUE...?
L'Illusion psychiatrique
Avec la collaboration de Jean-Jacques Ritz
Le système psychiatrique se détériore au point, qu'après les psychologues et les philosophes, ce sont les praticiens qui s'inquiètent. Établir un bilan et amorcer une reconsidération de l'ensemble du problème s'impose aux auteurs afin d'annoncer un débat nécessaire, qui n'a guère progressé ces dernières années.
(17.50 euros, 162 p.)
ISBN : 978-2-343-13276-1, ISBN EBOOK : 978-2-14-005229-3

CHIRURGIE DE L'OBÉSITÉ ET DIÉTÉTIQUE
Une spécialiste répond à vos questions
Bonnemaison Julia
Ce guide nutritionnel simple et concret permet de tout savoir sur la diététique avant et après une opération de chirurgie de l'obésité. Ce livre propose des recettes simples, des témoignages de patients et l'expérience indispensable d'une spécialiste.
(Coll. Ethique et pratique médicale, 12.00 euros, 88 p.)
ISBN : 978-2-343-13390-4, ISBN EBOOK : 978-2-14-005155-5

LA MÉDECINE FORMATÉE
Médecins et malades face aux nouvelles technologies
Lacroix Jacques-Michel - Préface d'Alain de Benoist
Les nouvelles technologies vont profondément modifier la manière de soigner et d'envisager la santé. Le transhumanisme, l'uberisation de la médecine, la GPA, autant de mutations importantes qui viennent modifier les pratiques médicales. L'auteur s'interroge sur les réponses des médecins face à ces changements pour préserver leurs intérêts et ceux de leurs patients, sur la possibilité de conserver une relation médecin-malade harmonieuse sans être contraint de suivre les normes de ceux qui veulent profiter du marché de la santé.
(Coll. Ethique et pratique médicale, 16.50 euros, 150 p.)
ISBN : 978-2-343-13220-4, ISBN EBOOK : 978-2-14-004993-4

NUMERUS CLAUSUS
De la maltraitance des carabins au naufrage de la médecine générale
Sèle Bernard – Préface du professeur Didier Sicard
Cet ouvrage dénonce l'existence du «numerus clausus» qui clôture la première année de médecine et de la maltraitance de milliers d'étudiants qui en découle.

Gigantesque bizutage institutionnel, l'auteur le perçoit comme une machine à produire de l'échec et le rend responsable de l'apparition de déserts médicaux. Il propose un changement radical du cursus de formation des professionnels de santé en abrogeant cette méthode de sélection et apporte de nombreuses pistes de réflexion.
(Coll. Ethique et pratique médicale, 11.50 euros, 80 p.)
ISBN : 978-2-343-13066-8, ISBN EBOOK : 978-2-14-004944-6

GROSSESSE ET ALCOOL
Représentations et appropriations d'une priorité de santé
Sous la direction de Florence Douguet et Thierry Fillaut
L'intérêt porté depuis le début des années 2000 à la question de la consommation d'alcool des femmes enceintes, ou souhaitant le devenir, mérite qu'on s'y arrête. Ces textes interrogent le processus par lequel un problème de santé scientifiquement démontré (rôle tératogène de l'alcool pour le fœtus) devient une priorité de santé pour les politiques et les soignants de premiers recours.
(Coll. Logiques sociales, 27.00 euros, 274 p.)
ISBN : 978-2-343-13287-7, ISBN EBOOK : 978-2-14-005017-6

JÉRÔME FRACASTOR (1478-1553)
De la nature des choses à la nature des germes
Teyssou Roger
Pour le médecin et humaniste Jérôme Fracastor, la maladie infectieuse naissait et se propageait d'organisme en organisme par l'intermédiaire de minuscules semences vivantes, vecteurs spécifiques des maladies épidémiques. Son message novateur ne fut pas entendu. Il fallut plus de trois siècles pour que les médecins le comprennent...
(Coll. Acteurs de la Science, 15.00 euros, 136 p.)
ISBN : 978-2-343-13451-2, ISBN EBOOK : 978-2-14-005150-0

LA THÉRAPEUTIQUE DE FRACASTOR
Lexique des médicaments
Teyssou Roger
Voici l'armoire à pharmacie de Jérôme Fracastor. Sous forme d'un index, toutes les substances médicamenteuses utilisées par le médecin et leur usage thérapeutique sont répertoriés dans cet ouvrage. Ce lexique est le complément de l'ouvrage *Jérôme Fracastor (1478-1553) – De la nature des choses* à la nature des germes.
(Coll. Acteurs de la Science, 20.50 euros, 206 p.)
ISBN : 978-2-343-13452-9, ISBN EBOOK : 978-2-14-005151-7

CARTOGRAPHIES CORPORELLES, CONFLITS DE TEMPORALITÉ ET CONTINUUM DE VIOLENCES
Femmes meurtries et médicaments nocifs
Fines Louise
En raison des cycles spécifiques qui marquent leurs existences, les femmes sont plus susceptibles de subir des complications graves sur leur santé. Moyens

de contraception, médicaments pris durant la grossesse, et autres prothèses mammaires sont autant de dangers auxquels s'exposent les femmes et leurs enfants. À travers les préjudices causés par les crimes en col blanc, cet ouvrage retrace les tactiques des organisations qui tentent de maintenir à tout prix leurs produits nocifs sur le marché.
(Coll. Questions contemporaines, 23.50 euros, 230 p.)
ISBN : 978-2-343-13380-5, ISBN EBOOK : 978-2-14-005134-0

LES MUSICIENS, LA MALADIE ET LA MÉDECINE
De Guillaume de Machaut à Béla Bartok
Pinet Patrice
Cet ouvrage explore les vies médicales de onze compositeurs célèbres et, à travers elles, les maladies qui ont traversé les siècles. L'auteur rend compte également des thérapeutiques utilisées au fil des siècles et observe l'impact de la vie sexuelle des musiciens et les effets psychiques de leurs passions amoureuses sur leur morbidité. Outre le souci éternel que procure l'amour, l'évolution du mode de vie des musiciens révèle une tendance aux conduites addictives, source de risques accrus pour la santé.
(Coll. Médecine à travers les siècles, 39.00 euros, 416 p.)
ISBN : 978-2-343-13073-6, ISBN EBOOK : 978-2-14-005016-9

MÉDECINE PERSONNALISÉE ET BIOÉTHIQUE
Enjeux éthiques dans l'échange et le partage des données génétiques
Stoekle Henri Corto
Préface de Christian Hervé, Pierre Tambourin et Francis Quétier
La médecine personnalisée devrait être renommée «médecine des données». Elle tente, à partir d'une quantité importante de données, d'induire ou de déduire des informations valorisables au niveau du soin, de la recherche et de l'industrie. L'ensemble de ces données génétiques et informationnelles transitent par un réseau de communication dématérialisé centralisant le stockage, une partie du traitement et de l'analyse. L'accessibilité de cette plateforme et son usage soulèvent alors de nombreuses inquiétudes éthiques auxquelles cet ouvrage tente d'apporter des solutions.
(Coll. L'Ethique en mouvement, 19.50 euros, 186 p.)
ISBN : 978-2-343-12904-4, ISBN EBOOK : 978-2-14-004910-1

MANUEL D'HÉMATOLOGIE
Physiologie
Thiam Doudou
Ce tome porte sur la physiologie hématologique classique axée sur les modules de cytologie, d'immunohématologie et d'hémostase, enrichie et actualisée comme l'attestent les chapitres portant sur la transfusion sanguine avec ses différentes modalités et alternatives et sur les traitements en hémostase et leurs contrôles biologiques. La bonne compréhension de la physiologie permet une meilleure maîtrise de la pathologie hématologique qui fera l'objet d'un deuxième tome.
(27.50 euros, 246 p.)
ISBN : 978-2-343-11625-9, ISBN EBOOK : 978-2-14-004901-9

CORPS ET ÂMES
Les hommes et la médecine au XVIIIème siècle
Boyer-Labrouche Annie
Quelle était la place de la santé sous l'Ancien Régime où le poids du christianisme était si lourd et les clivages sociaux puissants ? Afin d'expliquer la vie quotidienne dans les hôpitaux, Annie Boyer-Labrouche a puisé ses sources dans des archives uniques, réalisant ainsi une étude remarquable de démographie historique, où l'homme est en plein cœur. Cet ouvrage ouvre une réflexion indéniable faisant écho aux problématiques de santé actuelles.
(Coll. Médecine à travers les siècles, 26.00 euros, 246 p.)
ISBN : 978-2-343-12170-3, ISBN EBOOK : 978-2-14-004750-3

LE DROIT À LA SANTÉ ET LA PRISON
Quelle protection, quels enjeux ?
Sous la direction de Jean-Paul Céré
Le respect du droit à la santé des personnes détenues est aujourd'hui une préoccupation majeure et un sujet sensible tant pour l'administration pénitentiaire que pour les personnels de santé. Le contexte de surpopulation carcérale prégnant, tant en France qu'au Brésil, ne facilite pas la tâche. La concentration de personnes précarisées sur le plan sanitaire et les effets de la détention sur la santé compliquent la recherche d'une adéquation des soins à l'état de santé des personnes détenues.
(Coll. Comité international des pénalistes francophones, 17.50 euros, 160 p.)
ISBN : 978-2-343-12464-3, ISBN EBOOK : 978-2-14-004440-3

L'ANALYSE DE PRATIQUES PROFESSIONNELLES EN INSTITUT DE FORMATION EN SOINS INFIRMIERS
Expression de la singularité des cadres de santé formateurs
Rivier Delphine - Préface de Jean-Louis Boutte et Claudine Dos Santos
La mise en place des séquences d'analyse de situations et/ou d'activités professionnelles par les cadres de santé formateurs semble complexe, de par des approches différentes, ce qui entraîne des difficultés d'harmonisation dans les pratiques des formateurs au sein des Instituts de Formation en Soins Infirmiers. Cet ouvrage vise à mieux comprendre ce qui se joue actuellement lors de ces séquences pour les étudiants infirmiers et les cadres de santé formateurs.
(Coll. Logiques sociales, 19.50 euros, 188 p.)
ISBN : 978-2-343-12553-4, ISBN EBOOK : 978-2-14-004570-7

APPRENDRE DE SES GESTES – De la santé motrice au bien-être
Sous la direction de Bernard Andrieu et Luc Collard
Apprendre de sa santé motrice nécessite, en première partie, d'analyser les gestes à partir des techniques du corps et des effets sur la perception du corps vécu. Apprendre du bien-être de son corps vivant, en deuxième partie, explore l'estime de soi et l'approfondissement par des gestes sensoriels. Apprendre par des gestes ludo-coopératifs ouvre, en troisième partie, à une socialisation heureuse et partagée dans une santé durable.
(Coll. Mouvements des Savoirs, 34.00 euros, 328 p.)
ISBN : 978-2-343-12666-1, ISBN EBOOK : 978-2-14-004636-0

Structures éditoriales du groupe L'Harmattan

L'Harmattan Italie
Via degli Artisti, 15
10124 Torino
harmattan.italia@gmail.com

L'Harmattan Hongrie
Kossuth l. u. 14-16.
1053 Budapest
harmattan@harmattan.hu

L'Harmattan Sénégal
10 VDN en face Mermoz
BP 45034 Dakar-Fann
senharmattan@gmail.com

L'Harmattan Cameroun
TSINGA/FECAFOOT
BP 11486 Yaoundé
inkoukam@gmail.com

L'Harmattan Burkina Faso
Achille Somé – tengnule@hotmail.fr

L'Harmattan Guinée
Almamya, rue KA 028 OKB Agency
BP 3470 Conakry
harmattanguinee@yahoo.fr

L'Harmattan RDC
185, avenue Nyangwe
Commune de Lingwala – Kinshasa
matangilamusadila@yahoo.fr

L'Harmattan Congo
67, boulevard Denis-Sassou-N'Guesso
BP 2874 Brazzaville
harmattan.congo@yahoo.fr

L'Harmattan Mali
Sirakoro-Meguetana V31
Bamako
syllaka@yahoo.fr

L'Harmattan Togo
Djidjole – Lomé
Maison Amela
face EPP BATOME
ddamela@aol.com

L'Harmattan Côte d'Ivoire
Résidence Karl – Cité des Arts
Abidjan-Cocody
03 BP 1588 Abidjan
espace_harmattan.ci@hotmail.fr

L'Harmattan Algérie
22, rue Moulay-Mohamed
31000 Oran
info2@harmattan-algerie.com

L'Harmattan Maroc
5, rue Ferrane-Kouicha, Talaâ-Elkbira
Chrableyine, Fès-Médine
30000 Fès
harmattan.maroc@gmail.com

Nos librairies en France

Librairie internationale
16, rue des Écoles – 75005 Paris
librairie.internationale@harmattan.fr
01 40 46 79 11
www.librairieharmattan.com

Lib. sciences humaines & histoire
21, rue des Écoles – 75005 Paris
librairie.sh@harmattan.fr
01 46 34 13 71
www.librairieharmattansh.com

Librairie l'Espace Harmattan
21 bis, rue des Écoles – 75005 Paris
librairie.espace@harmattan.fr
01 43 29 49 42

Lib. Méditerranée & Moyen-Orient
7, rue des Carmes – 75005 Paris
librairie.mediterranee@harmattan.fr
01 43 29 71 15

Librairie Le Lucernaire
53, rue Notre-Dame-des-Champs – 75006 Paris
librairie@lucernaire.fr
01 42 22 67 13

www.ingramcontent.com/pod-product-compliance
Lightning Source LLC
LaVergne TN
LVHW021223061026
849535LV00008B/2886